Sigrid Sator
Frühe Wechseljahre

W0180619

Sigrid Sator

Frühe Wechseljahre

Was Frauen wissen wollen

Patmos

Bibliografische Information der Deutschen Nationalbibliothek

Die Deutsche Nationalbibliothek verzeichnet diese Publikation
in der Deutschen Nationalbibliografie; detaillierte bibliografische Daten
sind im Internet über http://dnb.d-nb.de abrufbar.

© 2007 Patmos Verlag GmbH & Co. KG, Düsseldorf
Alle Rechte vorbehalten.
Umschlagmotiv: © plainpicture/Westend61
Umschlaggestaltung: init . Büro für Gestaltung, Bielefeld
Printed in Germany
ISBN 978-3-491-40114-3
www.patmos.de

Inhalt

Teil II: Frühe Wechseljahre bewältigen – mit Power in eine neue Lebensphase

Special: Verfrühte Wechseljahre – Kinderwunsch ade?

Ein sehr persönliches Vorwort

Laut Kalender ist es Anfang Mai. Der Blick hinaus aus dem Fenster lässt mich eher an November denken – es ist kühl, stürmisch, ungemütlich. Das Telefonat mit meiner Freundin Dagmar geht mir nicht aus dem Kopf; sie ist nicht einmal 38 – und soll in den Wechseljahren sein?! Sie ist am Boden zerstört – besonders, da es doch ihr Lebensplan war, mit 40 noch ein Kind zu bekommen ... Draußen gießt es wie in den Tropen. Aus dem Gefüge, denke ich übergangslos. Die Jahreszeiten sind ähnlich aus dem Gefüge wie der Körper einer Frau, der viel zu früh beschließt, seine Fruchtbarkeit einzustellen.

Ein paar Monate später – Ende August. Der Sommer war viel zu kurz – ein subtropischer Juli der Extreme, das war's dann. Ich beginne mit den ersten Seiten dieses Buches, und wieder ist die Natur aus der Balance, von Sommer weit und breit keine Spur mehr. Der rote Faden spinnt sich weiter.

Zwischen Mai und August liegen Monate intensiver Auseinandersetzung mit dem Thema frühe Wechseljahre. Zunächst aus privatem Interesse, bald schon aus journalistischem. Es gab, musste ich bald feststellen, im deutschsprachigen Raum keinen einzigen Ratgeber, der sich speziell an junge Frauen in den Wechseljahren wendet! Die großteils sehr guten und fundierten Bücher zu den Wechseljahren allgemein haben die Zielgruppe 50+ im Auge, die naturgemäß eine völlig andere Befindlichkeit aufweist als Frauen unter oder um die 40.

Und so näherte ich mich sozusagen von zwei Seiten an dieses umfangreiche Thema an. Zum einen mit dem subjektiven, emotionalen Blick als indirekt davon »Betroffene«, die hautnah mitbekam, was diese Diagnose für das Leben einer 38-jährigen Frau bedeuten kann; zum anderen mit dem professionellen Blick der Wissenschaftsjournalistin, die versucht, das Thema möglichst verständlich, sachlich und praxisnah aufzuarbeiten.

Februar 2007. Morgen werde ich das fertige Manuskript dem Verlag übermitteln. Mein Blick fällt durchs Fenster hinaus. Wieder ist die Natur aus ihrer Balance – ein Winter ohne Schnee, warm und mild. Der rote Faden – er hält bis zuletzt.

Frühe Wechseljahre: Das ist für die meisten Frauen eine völlig unerwartete Diagnose. Was bedeutet das – für eine 30-, 35-, 40-jährige Frau? Unsicherheit und Angst sind meist die ersten Gefühle – und der Wunsch, möglichst viel darüber zu erfahren. Das ist erklärtes Ziel dieses Buches: eine im besten Sinne populäre, verständliche und umfassende Darstellung dieses »Phänomens«.

»Nicht die Dinge selbst, sondern unsere Vorstellungen darüber machen uns glücklich oder unglücklich.« Dieser kluge Satz des griechischen Philosophen Epiktet gilt wohl auch hier! Im Mittelpunkt des ersten Teils dieses Buches stehen die wichtigsten medizinischen und gesundheitlichen Informationen zu diesem Phänomen und zum Klimakterium allgemein sowie zahlreiche Erfahrungs- und Erlebnisberichte. Teil zwei beschäftigt sich mit den unterschiedlichsten Möglichkeiten, diesen Wandel als Chance zu begreifen – in psychosozialer, psychischer und medizinischer Hinsicht.

Das Buch richtet sich an alle Frauen, die ungewöhnlich früh oder auch ihrem subjektiven Empfinden nach zu früh in die Wechseljahre kommen, an deren Angehörige (vor allem an die Männer), darüber hinaus an Ärztinnen und Ärzte, Psychologinnen und Psychologen, Psychotherapeutinnen und Psychotherapeuten und die ganze interessierte Öffentlichkeit. Vor allem jedoch soll es jungen Frauen in den Wechseljahren helfen, diese neue Lebensphase möglichst positiv, aktiv, mutig und gestärkt an Körper und Seele zu bewältigen.

Ich danke allen Frauen, die mir durch ihre persönlichen und sehr offenen Berichte beim Schreiben dieses Buches geholfen und mir wertvolle Impulse geliefert haben. Ich danke den Expertinnen und Experten für ihre wertvollen Interviews und Anregungen, allen voran Dr. Hans Morschitzky aus Linz, der mir in jeder Phase des Buches ein verlässlicher und kompetenter Rat- und Impulsgeber war. Schließlich danke ich dem gesamten Team des Patmos-Verlags, allen voran Dr. Mathilde Fischer und Dr. Christiane Neuen.

Ich wünsche Ihnen von ganzem Herzen eine gewinnbringende Lektüre. Kommen Sie oder bleiben Sie »in Balance«!

Sigrid Sator

Teil I
Frühe Wechseljahre – ein neues Phänomen?

Was denn – jetzt schon?

Wenn bei Frauen unter oder um die 40 die Regel ausbleibt und nach wahrscheinlich zahlreichen Untersuchungen die Diagnose »Wechseljahre« feststeht, ist der Schock meist groß, Fassungslosigkeit macht sich breit: Wie soll das überhaupt gehen? Das kommt doch erst mit 55! Ich bin doch noch keine Oma! Was ist mit meinem Kinderwunsch, und was wird mein Mann sagen? Muss ich nun 30 Jahre lang Hormone schlucken? Und überhaupt: das gibt's doch gar nicht ...

»Für mich war es, wie wenn man mir den Boden unter den Füßen weggezogen hätte. Insgeheim hatte ich ja gehofft, das Ausbleiben der Regel hätte etwas mit einer Schwangerschaft zu tun ... Nun endgültig keine Kinder mehr bekommen zu können – das war für mich der härteste Schlag.« (Ursula, 41 Jahre)[1]

»Bei meinem nächsten Frauentreffen wollte ich der gesamten Runde von dieser unfassbaren Diagnose erzählen, mich ausheulen und einfach darüber reden. Ich habe mich nicht getraut! Da ging es in den Gesprächen um Verhütung, Schwangerschaft, Kinderkriegen ... Ich kam mir vor wie jemand von einem anderen Stern – und schwieg.« (Tanja, 39 Jahre)

»Nicht einmal mein Frauenarzt konnte mir etwas über die verfrühten Wechseljahre erzählen, nachdem mein 4. Hormonstatus eindeutig gewesen war. Er zuckte mit der Schulter, drückte mir ein paar Informationen über Hormonbehandlungen in die Hand und vertröstete mich bis zum nächsten Termin. Als ich die Praxis verließ, kreiste nur eine einzige Frage in meinem Kopf: Bin ich jetzt – mit 35 Jahren – eigentlich noch eine Frau? Zum Glück fand ich bald einen kompetenten anderen Arzt, jetzt geht es mir wieder prima!« (Teresa, 37 Jahre)

»Ich war völlig unvorbereitet darauf. Das war das Schlimmste für mich. So völlig unvorbereitet in einer neuen Situation zu stecken und nicht mehr rauszukönnen. Dank einer psychologischen Beratung bekam ich die Situation rasch in den Griff. Meine Erfahrung: Frühe Wechseljahre sind absolut nichts Dramatisches – zuerst bestimmt ein Schock, aber der lässt sich überwinden.« (Sibylle, 35 Jahre)

So definiert die Medizin vorzeitige Wechseljahre

Bei jeder Frau stellen die Eierstöcke in einem bestimmten Alter ihre Tätigkeit nach und nach ganz ein; meist beginnen die Wechseljahre Mitte bis Ende 40. Etwa jede zehnte Frau steht in den Wechseljahren bzw. im Klimakterium. Mit diesem Begriff ist die gesamte hormonelle Umstellungsperiode im Leben einer Frau gemeint. Die Menopause – also die letzte Regelblutung – haben hierzulande die Frauen durchschnittlich mit 51 Jahren. Das ist ein ganz natürlicher Vorgang, die Wechseljahre sind keine Krankheit.

Wenn dieser Funktionsverlust der Eierstöcke jedoch schon sehr viel früher auftritt – je nach medizinischer Definition vor dem 40. oder 35. Lebensjahr –, handelt es sich um »vorzeitige oder prämature Wechseljahre«; sie werden oft synonym als »prämature Ovarialinsuffizienz« (= »Eierstock-Schwäche«; engl. *Premature ovarian failure*, Abk. POF) bezeichnet oder als »Klimakterium präcox« (lat. *Climacterium praecox*). Dieses Phänomen kann in absoluten Ausnahmefällen auch bei sehr jungen Frauen Anfang 20 oder sogar vor der Pubertät auftreten! Die jüngste Frau, die ich im Zuge meiner Recherchen kennenlernte, lebt in Colorado, USA; sie war 24 Jahre jung, als die Menopause festgestellt wurde. Im Internet kursierte kürzlich die Geschichte einer 16-jährigen Deutschen, die sich in den Wechseljahren befände – zu verifizieren war dies nicht. Natürlich gibt es auch die statistischen »Ausreißer« nach oben: Manche Frauen erleben ihre Menopause erst mit 55 Jahren oder noch viel später.

Von den meisten Fachleuten wird die medizinische Grenze für ein Klimakterium präcox derzeit eher mit 40 Jahren als schon mit 35 Jahren gezogen. Diese Definition mag medizinisch gesehen verständlich sein – eine ganz entscheidende Zahl von Frauen, die auch viel früher als der Durchschnitt in die Wechseljahre kommen, wird dabei aber nicht berücksichtigt: nämlich jene Gruppe von 40 bis um die 45 Jahre.

- Beispiel 1: Maria kommt knapp nach dem 40. Geburtstag in die Wechseljahre und erreicht die Menopause mit 45 Jahren.
- Beispiel 2: Cordula hat die ersten Wechseljahrbeschwerden schon Anfang 30, die endgültige Menopause mit 41.
- Beispiel 3: Tanja spürt schon mit rund 37, dass da etwas im Kommen ist – die Menopause steht noch aus, die Wechseljahre sind dennoch heftig.

Diese Frauen passen nicht in die medizinische »Schublade« des Klimakterium präcox, fühlen sich aber natürlich trotzdem subjektiv »zu zeitig dran«, erleben ihre Wechseljahre als viel zu früh. Diese Altersklasse ist groß! »In den zehn Jahren meiner Beratungsarbeit für Wechseljährige stelle ich fest, dass immer mehr jüngere Frauen in den Vorträgen und Seminaren sitzen. Dass Unter-40-Jährige die ersten Symptome der Wechseljahre erleben – das ist fast schon normal«, erzählt die Seminarleiterin für Wechseljahrkurse Brigitte Hieronimus. Natürlich richtet sich mein Buch dezidiert auch an die Frauen zwischen 40 und 45. Sie können sich wohl eher mit den Überlegungen, Problematiken, Ängsten, mit den Befindlichkeiten und Sorgen der jüngeren Wechseljahrfrauen identifizieren als mit jenen der über 50-Jährigen. In den USA gibt es übrigens für diese Altersgruppe unter 45 einen eigenen Terminus, die »*early pausers*«, die »frühen Wechseljahrfrauen« – eine Haltung, die nur zu begrüßen ist. Wenn in diesem Buch von »verfrühten« oder »vorzeitigen« Wechseljahren gesprochen wird, ist damit das Klimakterium präcox (also bei Frauen unter 40) gemeint, mit »frühen« Wechseljahren der Umstellungsprozess bei Frauen, die vom Alter her darüber liegen.

Viele Unterschiede zu den natürlichen Wechseljahren

Vorzeitige Wechseljahre sind kein Spaziergang. Weil diese Frauen sozusagen aus der zeitlichen Norm herausfallen, sind sie mit ganz spezifischen emotionalen, psychischen und natürlich auch physischen Problemen konfrontiert. Sie müssen damit klarkommen, dass ihre Fähigkeit zur Reproduktion erloschen ist und kaum mehr die Chance besteht, auf natürlichem Weg ein Kind in die Welt zu setzen; sie erleben oft ein wahnwitziges Wechselbad der Gefühle zwischen purer Verzweiflung und entschlossenem »Das-schaffen-wir-schon«-Zweckoptimismus.

»Ich fuhr 2 Jahre lang mit der emotionalen Achterbahn rauf und runter, in der Erinnerung habe ich oft Tage lang einfach nur durchgeheult.« (Ariane, 42)

Belastend kann auch das Gefühl sein, mit dieser Diagnose allein in seiner Altersgruppe dazustehen und irgendwie »anders« zu sein.

»Im Sommer konnte ich die Hitzewallungen vor meinen Freundinnen noch gut überspielen, im Herbst und Winter wurde es immer schwieriger. Ich fühlte mich wie eine Außerirdische unter gleichaltrigen Frauen ... Oft reagierte ich mit einer furchtbaren Wut auf diese Frauen, weil die das einfach noch nicht hatten und durchmachen mussten. Da wurde über PMS und Tamponmarken gesprochen – und ich hatte schon seit Monaten keine Regel mehr! Da gingen einige Freundschaften in die Brüche, weil niemand meine Aggressionen verstehen konnte und ich es einfach nicht schaffte, offen darüber zu reden und die Dinge auf den Tisch zu legen.« (Tanja, 39)

Manchmal ist ja schon allein der Weg bis zur endgültigen Diagnose und Klärung ein Gang nach Canossa, wie einige Frauen berichteten.

Oft werden verfrühte Wechseljahre einfach von vornherein als mögliche Diagnose ausgeklammert – Motto: dafür sind Sie noch viel zu jung.

»Ich hatte mehrmals meinen Arzt auf die Schlafstörungen, die unregelmäßigen Zyklen und die nächtlichen Schweißausbrüche angesprochen und ihn auf die Ähnlichkeit mit den allseits bekannten Beschwerden in den Wechseljahren aufmerksam gemacht. Er meinte immer wieder, mit 34 sei das völlig ausgeschlossen. Darauf ging ich in eine Klinik und bestand auf mehreren korrekt durchgeführten Hormontests. Siehe da, meine Vermutung war richtig gewesen ... Ich hätte mir viel Leid erspart, wenn mir die Diagnose früher bekannt gewesen wäre. Heute nehme ich Hormone und es geht mir so gut wie früher.« (Cordula, heute 37)

Für einige Frauen beginnt damit auch ein schwieriger Prozess, die eigene Rolle als Frau neu zu überdenken und zu finden. Schließlich haben ja viele – überspitzt formuliert – Bilder ergrauter, abgeklärter Frauen mit einer Schar Enkel rings um sich herum im Kopf, wenn sie an Frauen in der Menopause denken. Selbst hat man vielleicht noch kleine Kinder zu versorgen, fühlt sich sexy und attraktiv, erklimmt die nächste Stufe der Karriereleiter – wie soll das zusammenpassen? Auch die diversen Produkte der Pharmaindustrie, die Hilfe und Erleichterung in den Wechseljahren versprechen, verstärken und unterstützen diese Bilder.

»Meine Ärztin drückte mir ein paar Broschüren über die Wechseljahre in die Hand. Da las ich »Genießen Sie die Zeit, wenn die Kinder aus dem Haus sind«, »Alt-Werden ist kein Makel. Sehen Sie die Wechseljahre positiv!« und Ähnliches. Du lieber Himmel, ich war 34! Mein Kleiner war noch in der Krabbelstube, meine Ältere ging gerade mal in die Grundschule! Ich hatte noch eine Menge vor – plante, mich als Übersetzerin selbstständig zu machen, wollte später wieder viel reisen, sah mich als attraktive, flotte Jungunternehmerin ... Mit den Bildern und Aussagen in den Broschüren konnte ich so ganz und gar nichts anfangen. Ich fühlte mich ein wenig – ja: alleingelassen. Wie eine Art *missing link* ...« (Cordula, heute 37)

»Ich musste über drei Monate auf einen Termin bei einem Hormonspezialisten in der nächsten größeren Stadt warten. Seit rund einem Jahr kamen meine Blutungen extrem unregelmäßig, ich fühlte mich ausgebrannt und müde und wollte das endlich von einem Spezialisten abklären lassen. Nach zwei Bluttests lagen die Ergebnisse auf dem Tisch: Ich war in der Perimenopause, das endgültige Stoppen der Menstruation stand also knapp bevor. Ich glaubte, die Wechseljahre würde irgendwann in 10, 15 Jahren beginnen und dann noch einmal ein paar Jahre andauern – in Wirklichkeit war ich 36 und die ganze Phase fast schon vorbei. Es war – ja, irgendwie fast grotesk.« (Sandra, 38 Jahre)

Zu den gefühlsmäßigen Ups and Downs kommen die vielen, vielen Fragen nach dem Warum und Wieso. Und die Frage nach der eigenen Schuld – hätte ich das verhindern können, hätte es eine Möglichkeit der Prävention gegeben? Der Wunsch nach Information, nach Aufklärung, nach Antworten auf all diese Fragen ist groß – und da kommt meist nicht viel. Selbst Ärzte, die ja meist ältere Frauen im Klimakterium behandeln, sind mit den Themen Klimakterium präcox und frühe Wechseljahre oft nicht wirklich vertraut und hilflos angesichts dieser Diagnose und der verständlichen Reaktionen der Frauen. Dazu kommt, dass dieses Gebiet tatsächlich noch lange nicht restlos erforscht ist, die Wissenschaft und Medizin in puncto Ursachenforschung selbst noch teilweise im Dunkeln tappt und keine Langzeitstudien u. Ä. vorliegen. All das trägt natürlich zur weiteren Verunsicherung der »betroffenen« Frauen bei.

Und damit nicht genug: Die jungen Wechseljahrfrauen können genauso von den üblichen Wechseljahrbeschwerden wie Hitzewallungen, Gewichtszunahme, Stimmungsschwankungen etc. betroffen sein wie die normal-älteren Frauen. Dazu kommt noch, dass dabei das niedrigere Alter andere Behandlungsmethoden verlangt – auch da sieht es im medizinischen Alltag oft noch ganz anders aus. Da die körperlichen Belastungen bzw. Begleiterscheinungen und vor allem die hormonellen Umstellungen zeitlich ja meist länger andauern als bei älteren Frauen, besteht beispielsweise in puncto Osteoporose eine größere Problematik. Denn wenn durch vorzeitige Wechseljahre die Gefahr von Osteoporose schon mit 35 Jahren auftaucht, ist die Wahrscheinlichkeit einer späteren ernsthaften Knochenerkrankung um vieles größer. Anscheinend leiden jüngere Frauen auch verstärkt unter Hitzewallungen – stichhaltige Studien dazu gibt es dazu aber noch nicht. Viele junge Wechseljahrfrauen befürchten auch, sie könnten dadurch allgemein früher »zu altern« beginnen. Gleich vorweg: Frühe Wechseljahre bedeuten nicht automatisch auch einen frühen Eintritt in den Alterungsprozess! Zwar sind Sie früher in den Wechseljahren, ja – aber Sie werden deswegen nicht früher alt. Salopp ausgedrückt: Ihre Eierstöcke glauben zwar und verhalten sich, als ob sie älter seien, aber Sie sind ja wohl mehr als Ihre Fortpflanzungsorgane ...

Verfrühte bzw. frühe Wechseljahre sind kein Drama, keine lebensbedrohende Erkrankung, kein Grund für Schuldgefühle oder Depressionen – aber: eine lebenslange (!) Option! Verfrühte Wechseljahre sind keine zeitlich begrenzte Phase, die – einmal »überstanden« – erledigt ist, aber: Mit dem nötigen Wissen, mit Konsequenz und Unterstützung des persönlichen Umfelds lassen sich die Folgen gut in den Griff bekommen! Verfrühte Wechseljahre sind wahrlich kein Grund, in Trauer zu verfallen – aber auch beileibe kein Honiglecken ...

Dieses Buch soll Ihnen helfen, mit dieser Diagnose so gut und positiv wie möglich umgehen zu lernen, Ihnen das nötige medizinische Hintergrundwissen zu vermitteln, um auch mal kritisch nachfragen oder auch hinterfragen zu können, und es möchte Ihnen viele Werkzeuge in die Hand geben, um psychisch, psychosozial und körperlich das Beste aus dieser leider unveränderlichen Tatsache zu machen. Drücken Sie das Buch ruhig auch Ihrem Partner, Ihren Kindern, Angehörigen und Freunden, ja sogar Ihrem Arzt oder Ihrer Ärztin in die Hand!

Mögliche Ursachen

Die Ursachen des »echten« endogenen (also von innen heraus entstehenden) Klimakterium präcox sind sehr vielfältig und noch nicht vollständig geklärt. Es können genetische Erkrankungen vorliegen, es wird auch darüber spekuliert, ob es sich um eine Autoimmunerkrankung handeln könnte, bei der der Körper durch fehlgeleitete Abwehrmechanismen die Funktion der Ovarien blockiert. Abgesehen von den genetischen Ursachen, die mit entsprechenden Untersuchungen festgestellt werden können, sind andere Ursachen diagnostisch nicht oder nur kaum erfassbar. Nach einer Chemotherapie oder Bestrahlung infolge einer Krebserkrankung kann die Funktion der Eierstöcke ebenfalls frühzeitig zum Erliegen kommen und es kann sich das gleiche Beschwerdebild wie in den Wechseljahren entwickeln. Andere Faktoren wie Rauchen, familiäre Häufung u. Ä. scheinen vorzeitige Wechseljahre zu begünstigen. Wechseljahre, die infolge einer Gebärmutterund/oder Eierstockentfernung eintreten, werden oft als chirurgische oder künstliche Wechseljahre bezeichnet; sie stellen sowohl körperlich als auch psychisch einen Sonderfall dar, da hier die Hormonzufuhr plötzlich gestoppt wird und kein sanfter Übergang stattfinden kann. Egal was die Ursache ist: Die betroffenen Frauen haben jedenfalls fast immer die gleichen Symptome wie in den natürlichen Wechseljahren (Hitzewallungen, Schweißausbrüche etc.), die Regelblutung bleibt aus und die Östrogene sind deutlich erniedrigt.

»Warum ich ins frühe Klimakterium gekommen bin? Keine Ahnung, und es interessiert mich auch nicht. Ich nehme Östrogene, lasse mich regelmäßig komplett durchchecken, sogar meine Knochendichte messen – und bin pumperlg'sund. So what? Zurückschauen in die Vergangenheit, die ohnehin nicht mehr zu ändern ist, bringt doch nichts. Ich lebe jetzt, heute!« (Zoe, 44 Jahre)

5 bis 10 Prozent der Frauen kommen früh ins Klimakterium

Wie viele Frauen verfrühte Wechseljahre erleben, ist ziemlich unklar. Die Zahlen sind zum einen eine Frage der Festlegung, bei welchem Alter (40 oder 35) die Grenze angesetzt wird. In den USA ist es noch einmal anders: Dort setzt man die »*premature menopause*« (vorzeitige Menopause) oft bei 40 Jahren an, die »*early menopause*« (frühe Menopause) dagegen bei 45 Jahren. Es gibt in den USA also sozusagen eine weitere Kategorie – neben den vorzeitigen Wechseljahren eben auch die frühen.

Oft werden hierzulande verfrühte Wechseljahre in einem Atemzug mit einer verfrühten Menopause genannt, was Äpfel mit Birnen vergleichen hieße. Erschwert wird die Angabe von exakten Prozentangaben zum anderen durch weitere Ursachen wie das Fehlen von Langzeitbeobachtungen und umfassenden Studien, unklare Zuverlässigkeit der untersuchten Kollektive u. Ä.

Manche Ärztinnen und Mediziner sprechen vorsichtig von gut 1 Prozent »Betroffenen« bei den Unter-40-Jährigen, manche schätzen 5 bis 10 oder sogar 12 Prozent. Wenn man die Gruppe der Unter-45-Jährigen noch hinzurechnet, liegt man mit einem Prozentanteil von – ebenfalls vorsichtigen – 5 bis 10 Prozent sicher nicht falsch. In den USA schätzt man derzeit, dass 8 Prozent aller Frauen im gebärfähigen Alter in eine *»early menopause«* gleiten, also ungefähr 3,9 Millionen Amerikanerinnen im gebärfähigen Alter; noch einmal so viele erleben verfrühte Wechseljahre infolge einer Entfernung der Gebärmutter und/oder der Eierstöcke oder einer Chemotherapie bzw. Bestrahlung aufgrund einer Krebserkrankung.

Fazit: Klimakterium präcox, verfrühte bzw. vorzeitige Wechseljahre, frühe Wechseljahre, vorzeitige Menopause, prämature Menopause, vorzeitige Ovarialinsuffizienz (POF, engl. Premature Ovarian Failure) – die gemeinsamen Nenner all dieser unterschiedlichen Bezeichnungen sind: 1. das (zu junge) Lebensalter der Frau, also ein Eintritt in die Wechseljahre zeitlich unter dem Durchschnitt, und 2. die biologische Tatsache, dass die Eierstöcke ihre Funktion einstellen. Warum sie das tun, dafür gibt es verschiedene Auslöser.

Die Wechseljahre der Frau – Auftakt zum Umbruch

Besonders wenn Sie – aus welchen Gründen auch immer – früher als erwartet in die Wechseljahre gekommen sind, ist es ratsam, möglichst genau zu wissen, was in dieser Zeit im Körper vor sich geht, welche Änderungen sich durch das sich umstrukturierende Hormonsystem ergeben. Je mehr und besser Sie darüber Bescheid wissen, umso eher können Sie mit den Diagnosen und dem Fachchinesisch mancher Ärztinnen und Ärzte etwas anfangen, diese – auch kritisch – hinterfragen und Ihre eigenen Schlüsse ziehen. Information ist alles, gerade auch im Gesundheitsbereich! Es geht immerhin um nichts Geringeres als Ihren Körper und Ihren seelischen Zustand.

Die »heißen Jahre« – Begriffe und Definitionen

Von Geburt an besitzen Frauen einen Vorrat an Eizellen in den Eierstöcken, der normalerweise für den monatlichen Eisprung von der Pubertät bis zum Alter von durchschnittlich etwa 50 Jahren ausreicht. Das können bis zu 400 000 Eizellen sein. Dann ist der Vorrat an Eizellen erschöpft, die Wechseljahre beginnen.

Die *Wechseljahre* oder das *Klimakterium*, in Österreich auch: der *Wechsel* – mit diesen Begriffen wird die gesamte Zeit des hormonellen Umbruchs vor und nach der Menopause bezeichnet. Bei den meisten Frauen dauert diese Phase 5 bis 10 Jahre. Manche Frauen kommen eben schon mit 35 oder noch früher in die Wechseljahre, manche erst mit 55; der Schnitt liegt bei 45 bis 50 Jahren. Das Wort Klimakterium stammt aus dem Griechischen (*klimaktér*) und bedeutet so viel wie »Leitersprossen«, »Stufenleiter« oder auch »Wendepunkt im Leben«. Die Wechseljahre sind sozusagen das Pendant zur Pubertät und bedeuten also die nächste – zweite – Wechselphase. Sie erinnern sich bestimmt: Auch die hormonellen Schwankungen in der Pubertät bekamen wir – und unsere Umgebung – oft drastisch zu spüren: Stimmungshochs und -tiefs, Akne, Gewichtsveränderungen, Gefühlsschwankungen etc. Bereitet sich der Organismus bei jungen Mädchen auf die Ausschüttung der Geschlechtshormone vor und darauf, das richtige Maß zu finden, stellen die Eierstöcke in den beginnenden

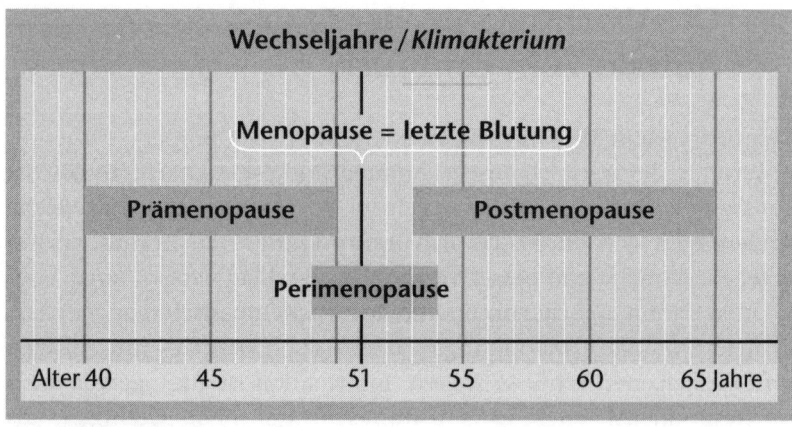

Abb. 1: Die Wechseljahre

Wechseljahren die Produktion der Sexualhormone (Östrogene und Gestagene) allmählich ein. Auch darauf muss sich der Körper erst nach und nach einstellen. Beide Lebenszyklen sind also hormonelle Umbruchphasen und markieren einen Anfang und ein Ende – Anfang und Ende der Fähigkeit, uns fortzupflanzen.

Eingeteilt wird das Klimakterium in vier Zeitspannen: Prämenopause, Perimenopause, Menopause und Postmenopause. Die *Prämenopause* markiert den Beginn der Wechseljahre: Die ersten hormonellen Umstellungen machen sich bemerkbar, die Menstruation tritt aber – wenngleich oft unregelmäßig – noch auf. Allmählich geht der Vorrat an Eibläschen in den Eierstöcken zu Ende; damit nimmt die Hormonproduktion in den Eierstöcken ab. Der Körper produziert nun nicht mehr regelmäßig eine reife Eizelle, der Eisprung bleibt öfter aus und die Fruchtbarkeit nimmt ab. Es werden nun auch nicht mehr so viele Sexualhormone gebraucht; für sexuelle Lust, Lebenspower und Agilität reicht ein »leichterer« Hormoncocktail aus als in jungen Jahren. In dieser Phase gilt: Das einzig Regelmäßige der Regel ist die Unregelmäßigkeit. Die Blutungen können stärker oder schwächer sein, pünktlich oder unpünktlich auftreten. Bevor es schließlich zu einem völligen Ausbleiben der Regelblutung kommt, können verschiedene Situationen auftreten:

- schwache Regelblutungen (Hypomenorrhö)
- starke Regelblutungen (Hypermenorrhö)
- verlängerte Menstruation (Menorrhagie)
- Schmierblutungen vor und nach der eigentlichen Menstruation
- verkürzte Zyklen unter 25 Tagen (Polymenorrhö)
- verlängerte Zyklen über 35 Tage (Oligomenorrhö)
- Ausbleiben der Regelblutung (Amenorrhö)

Zusätzlich können aufgrund des Gestagenmangels prämenstruelle Beschwerden, wie z. B. Brustspannen, Wassereinlagerungen, Kopfschmerzen und Stimmungsschwankungen auftreten.

Die *Perimenopause* ist die Phase des »eigentlichen Übergangs«, sozusagen die »Hochphase« der Wechseljahre. Sie beginnt etwa ein bis zwei Jahre vor der letzten Monatsblutung. Durch die kaum mehr vorhandenen Eibläschen sinkt die Östrogen- und Gestagenproduktion immer weiter ab. In dieser Phase treten Blutungsstörungen und die gefürchteten Wechseljahrbeschwerden wie Hitzewallungen, nächtliche Schweißausbrüche, Gewichtszunahme, Stimmungsschwankungen, Schlafstörungen und Libidoveränderungen meist am stärksten auf.

Mit *Menopause* bezeichnet man die letzte Monatsblutung, das Durchschnittsalter liegt in Europa heute bei 51 Jahren. Die Menopause lässt sich erst im Nachhinein ermitteln: Wenn ein Jahr lang keine Blutungen mehr aufgetreten sind, kann man davon ausgehen, dass die Eierstöcke ihre Tätigkeit endgültig eingestellt haben. Die Phase der Fruchtbarkeit ist damit abgeschlossen. Statistisch gesehen hat sich der Beginn der Menopause im vergangenen Jahrhundert um vier Jahre nach hinten verschoben. Als Grund sehen Expertinnen und Experten vor allem eine gesündere Ernährung.

Ein Jahr nach der Menopause, also nach der letzten Monatsblutung, folgt die *Postmenopause*, die nach dem 65. Lebensjahr in das sog. *Senium* (Greisenalter) übergeht. Auch in dieser Phase können aufgrund des Östrogenmangels weiterhin klimakterische Beschwerden auftreten. Gleichzeitig steigt das Risiko für Herz-Kreislauf-Erkrankungen und Osteoporose. Das Ende der Postmenopause und damit das Ende der Wechseljahre ist individuell unterschiedlich und hängt neben den hormonellen Veränderungen auch vom subjektiven Erleben der Symptome ab. Durch die deutlich gestiegene Lebenserwartung verbringen Frauen heutzutage häufig mehr als ein Drittel ihres Lebens nach der Menopause. Auch deshalb ist es wichtig, wie wir durch die Wechseljahre kommen und dass wir diese Phase als Chance begreifen, uns zu verändern und einen neuen Lebensabschnitt zu beginnen.

Wenn bei manchen Frauen die Wechseljahre schon unter 40 Jahren oder noch früher einsetzen, bleibt der Ablauf der vier Phasen im Wesentlichen gleich, allein der Beginn dieses Prozesses hat ungewöhnlich früh eingesetzt. Davon abgesehen ist aber vieles anders: Die psychischen Belastungen, die psychosozialen Folgen und nicht zuletzt die körperlichen Begleiterscheinungen sind anders zu betrachten und zu verarbeiten als bei vergleichsweise »älteren« Frauen. Mittlerweile weiß man, dass auch Männer »Wechseljahre« erleben, auch ihr Hormonhaushalt verändert sich im Laufe der Jahre: Der Spiegel des männlichen Sexualhormons Testosteron sinkt sukzessive ab. Allerdings sind die Auswirkungen auf den Körper nicht so drastisch wie bei Frauen, und die Alterungsprozesse machen sich etwas anders bemerkbar: Männer bekommen Geheimratsecken oder Glatzen, Schwierigkeiten beim Urinieren (wegen Prostatavergrößerungen), einen runderen Bauch und dünnere, faltigere Haut. Neben dem Nachlassen der allgemeinen Leistungsfähigkeit verändern sich auch Potenz und Libido. Es dauert länger, bis es zu einer Erektion kommt. Auf der anderen Seite kann der Orgasmus leichter zurückgehalten werden. Diese Veränderungen in ihrer Sexualität erleben viele Männer als Einbuße ihrer Männlichkeit.

Das Ende der Fruchtbarkeit – was passiert im Körper?

So wie die Pubertät sind auch die Wechseljahre ein komplexer hormoneller Prozess; allerdings sind es keineswegs nur die typisch weiblichen Sexualhormone Östrogen und Progesteron alleine, die diese Veränderungen hervorrufen. Sie arbeiten eng mit den Steuerungshormonen aus dem Gehirn zusammen, die über einen Regelkreis den gesamten Hormonhaushalt der Frau regulieren. Diese Steuerungskreisläufe sind hochkomplex geschaltet und miteinander verknüpft, beeinflussen einander hierarchisch und wechselseitig und sind sogar für Fachleute gar nicht so einfach zu analysieren!

Der Kreislauf des Lebens

Frauen können Kinder bekommen. Zugegeben: banal, aber Grundlage für alles, was sich im weiblichen Körper im Laufe eines Monats abspielt – und das von Beginn der Pubertät an bis zu den Wechseljahren. Ziel dieses Kreislaufs ist es, immer möglichst den Best-of-Zustand für ein mögliches »neues Leben« zu schaffen. Wenn die Eizelle unbefruchtet bleibt, wird die oberste Schicht der Gebärmutterschleimhaut, die sich auf den etwaigen Empfang eines befruchteten Eis vorbereitet hätte, wieder abgestoßen. Mit dem Heranreifen einer neuen Eizelle beginnt der Prozess aufs Neue. Diesem Kreislauf unterliegt jede Frau von der ersten Periode an, durchschnittlich 30 Jahre lang. Jeder Zyklus dauert zwischen 25 und 35 Tage, die Bandbreite ist groß.

Ohne Hormone läuft gar nichts

Auch wenn Sie vielleicht Ihr derzeitiges Hormon-Chaos verfluchen – im menschlichen Organismus funktioniert nichts, aber auch gar nichts ohne Hormone. Hormone (griech. *hormáo* = antreiben) sind Botenstoffe. Sie werden vom Körper benötigt, um Informationen, Nachrichten oder Befehle im gesamten Organismus zu verteilen. Daher werden sie auch Körperbotenstoffe genannt. Die verschiedenen Hormone werden in spezialisierten Drüsenzellen gebildet und direkt ins Blut ausgeschüttet. Hormone steuern aber nicht nur alltägliche Prozesse, sondern auch das Wachstum und die Körperentwicklung ganzer Lebensabschnitte. Mit Beginn der Pubertät leiten die Sexualhormone die Entwicklung der Fortpflanzungsorgane und die Ausbildung der sekundären Geschlechtsmerkmale ein. Mit dem Eintritt in die Wechseljahre wird der weiblichen Fortpflanzungsfähigkeit durch die allmähliche Einstellung der Östrogen- und Progesteronproduktion dann wieder ein Ende gesetzt.

Die Produktion der meisten Hormone findet in endokrinen Drüsen statt. Man nennt diese Drüsen »endokrin«, weil sie ihre Produktion in den Raum zwischen den Zellen abgeben (griech. *éndon* = innen, innerhalb, *krinéin* = ausscheiden, scheiden, unterscheiden). Drüsen wie z. B. die Schweißdrüsen der Haut, die ihre Produktion außerhalb der Zellen abgeben, werden dagegen exokrine Drüsen genannt (griech. *éxo* = draußen, außerhalb). Die endokrinen Drüsen sind an verschiedenen Stellen des Körpers verteilt.

Man kann sich den Hormonhaushalt wie ein Konzert vorstellen, bei dem die vielen perfekt musizierenden Akteure im Orchestergraben ebenso wichtig sind wie der Dirigent, der alles zusammenhält und auf die richtige Gewichtung der einzelnen Stimmen achtet:

Der Dirigent, der für einen möglicht perfekten und sauberen Gesamtklang sorgt und dafür, dass alle Musikerinnen und Musiker überhaupt das gleiche Stück spielen, ist auf der ersten Befehlsinstanz der Hypothalamus. Die Hypophyse als zweitgereihte Instanz stellt das Orchester dar, und die Sänger und Sängerinnen auf der Bühne sind die Hormone, die in den Ovarien (bzw. in den Hoden) gebildet werden. Im Hypothalamus laufen über benachbarte Hirnregionen die vielen Informationen aus der Außenwelt und aus dem Inneren des Organismus zusammen. In der Nähe liegt z. B. das limbische System, das die

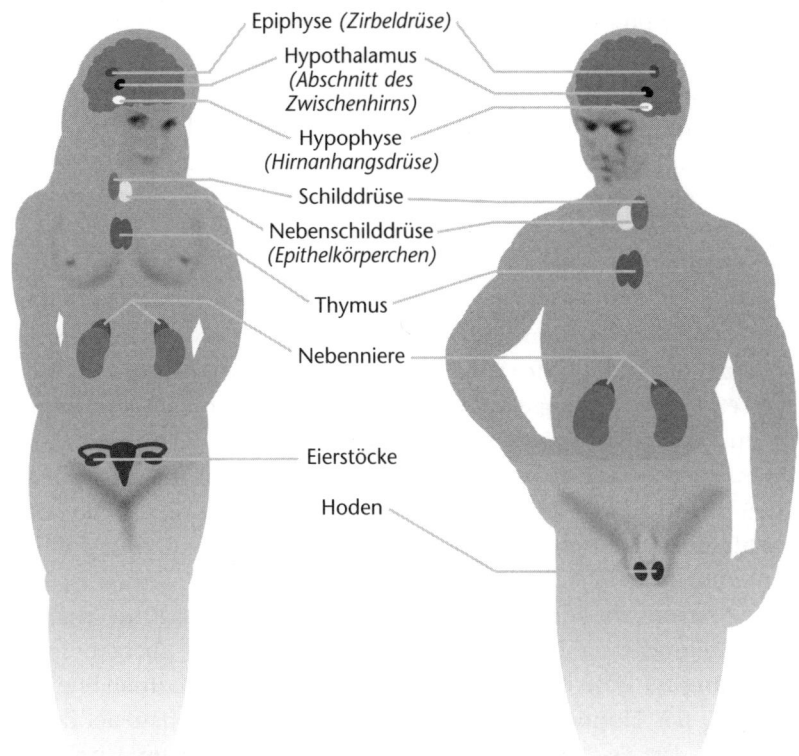

Epiphyse *(Zirbeldrüse)*
Hypothalamus
*(Abschnitt des
Zwischenhirns)*
Hypophyse
(Hirnanhangsdrüse)
Schilddrüse
Nebenschilddrüse
(Epithelkörperchen)
Thymus
Nebenniere

Eierstöcke
Hoden

Abb. 2: Die endokrinen Drüsen

Emotionen steuert. Auch eine Verbindung zum vegetativen Nervensystem wird im Bereich des Hypothalamus hergestellt. Der Hypothalamus produziert verschiedene Hormone, die den zweiten Regler im hormonellen System, die Hypophyse, zur Produktion eigener Hormone hemmen oder anregen:

• Anregende Hormone – *Releasing Hormones (RH)* – des Hypothalamus regen die Hormonausschüttung der Hypophyse an.
• Hemmende Hormone – *Inhibiting Hormone (IH)* – des Hypothalamus hemmen die Hormonausschüttung der Hypophyse.

Der Hypophysenvorderlappen produziert wiederum eigene Hormone, die die untergeordneten Hormondrüsen, z. B. die Schilddrüse, zur Produktion der peripher wirkenden Hormone anregt. Die Hormone des Hypophysenvorderlappens werden glandotrope Hormone (*glandotrop* = auf Drüsen einwirkend) genannt. Die untergeordneten Hormondrüsen, z. B. die Schilddrüse, sind die letzten Glieder in der hormonellen Hierarchie. Sie produzieren peripher wirkende Hormone, die in den Zielzellen bestimmte Stoffwechseleffekte auslösen.

Der weibliche Zyklus

Jede gesunde Frau besitzt zwei Eierstöcke (Ovarien), die sich links und rechts von der Gebärmutter befinden, sie sind nur etwa drei Zentimeter groß. Schon vor der Geburt eines Mädchens werden in den Eierstöcken die Eizellen angelegt. Jede Frau kommt mit ihrem eigenen Vorrat an Eizellen auf die Welt, schätzungsweise einige 100 000 Eizellen, bis zu knapp einer halben Million. Jede Eizelle ist von einem Eibläschen, dem Follikel, umgeben. Auf diese Weise kann die Eizelle Jahrzehnte überdauern. Follikel in diesem Stadium werden Primärfollikel genannt.

Die fertile, also die fruchtbare Phase einer Frau beginnt mit der Pubertät und dem Einsetzen der Regelblutung. Die übergeordnete Steuerungszentrale des weiblichen Zyklus ist der Hypothalamus. Er beginnt, das Hormon GnRH (*gonadotropin releasing hormone*) auszuschütten. Dieses Hormon bringt die Hypophyse dazu, FSH (follikelstimulierendes Hormon) und LH (luteinisierendes Hormon, »gelbfärbendes Hormon«, von lat. *luteus* = orangegelb) ins Blut abzugeben. Das LH fördert den Eisprung und die Gelbkörperbildung, es ist gemeinsam mit dem FSH für die Reifung und Produktion der Geschlechtszellen zuständig. Die Hauptaufgabe des FSH ist die Steuerung der Reifung der Follikel. Die Hauptaufgabe des LH ist das Auslösen des Eisprungs und die Bildung und Stimulierung des Gelbkörpers

Unter dem Einfluss des FSH beginnen in den Eierstöcken jeweils einige Follikel gleichzeitig zu wachsen. Der Zellensaum wächst zu mehreren Schichten an, auch die Eizelle wird etwas größer. In dieser Phase wird der Follikel Sekundärfollikel genannt. Allmählich werden die Zellstrukturen im Inneren immer lockerer und es bilden sich kleine, mit Flüssigkeit gefüllte »Zwischenräume«. Dieser Tertiärfollikel misst nun etwa einen Zentimeter Durchmesser. Besonders wichtig ist er auch deshalb, weil er selbst Hormone – Östrogene – produziert.

Diese gelangen in die Blutbahn und in das Innere des Tertiärfollikels selbst. Wie viel Östrogen sich dort im Inneren befindet, entscheidet über die weitere Reifung der Eizelle. Von den Follikeln, die sich in beiden Eierstöcken bis zum Tertiärfollikel entwickelt haben, wird schließlich in der Regel einer so dominant, dass er die anderen verdrängt; sie gehen schließlich zugrunde. Ohne Aufgabe sind sie dennoch nicht, produzieren sie doch das für den Körper so wichtige Östrogen in ausreichender Menge. Ein einziger Tertiärfollikel würde das gar nicht schaffen!

Der übrig gebliebene Tertiärfollikel entwickelt sich noch weiter, bis er so prall mit Follikelflüssigkeit ist, dass er gegen die Wand des Eierstocks gepresst wird. Jetzt wird er Graaf-Follikel oder einfach sprungreifer Tertiärfollikel genannt. Mit Hilfe der vermehrt ausgeschütteten Hormone LH und FSH aus der Hypophyse und weil der Druck auf die Follikelwand so groß geworden ist, reißt schließlich der Follikel auf – es kommt zum Eisprung (Ovulation). Viele sensiblen Frauen mit einem ausgeprägten Körpergefühl spüren diese Phase in ihrem Zyklus sehr deutlich – sie merken ein leichtes Ziehen im rechten oder linken Unterbauch, manchmal strahlen die Schmerzen bis zum Rücken oder in die Beine aus und sind dann sogar denen vor Beginn der Regelblutung vergleichbar.

Weiter in unserem »Hormon-Krimi«: Das Ei springt, die Follikelflüssigkeit strömt aus und schwemmt die reife Eizelle in einem Schwall aus dem Eierstock heraus. Und dann – ein perfektes Timing der Natur: Genau in diesem Moment stülpen sich die Fimbrien, die Schleimhautfransen des Eileiters über den Eierstock und fangen die Eizelle auf. Diese ist jetzt für ungefähr 12, max. 18 Stunden lang befruchtungsfähig, wobei eine Befruchtung während der ersten 8–12 Stunden am wahrscheinlichsten ist. Aber Achtung – der Glaube, man sei ja ohnehin nur einen Tag fruchtbar, könnte Folgen haben ... Der Grund: Die Samenzellen, die Spermien, sind nämlich äußerst geübt im Warten – sie sind viel länger am Leben als die weibliche Eizelle und halten sich schon einmal über 48 Stunden oder noch länger in gutem Zustand im weiblichen Genitaltrakt auf. Als Faustregel gilt: Bis zu vier Tage können Spermien eine Eizelle befruchten! Will man schwanger werden, ist also ein Sexualverkehr knapp vor dem Eisprung optimal. Will man nicht, beachte man besser die oben genannte 4-Tage-Regel.

Das Follikelepithel (Deckgewebe bzw. Zellschichten), das im Eierstock zurückbleibt, wandelt sich unter dem Einfluss von LH zum Gelbkörper *(Corpus luteum)* um. Der Gelbkörper entsteht somit aus den »Resten« des Eibläschens nach dem Sprung und vermag sogar, selbst Hormone zu bilden – ein Wunder des menschlichen Körpers. Er produziert – in geringen Mengen – Östrogen und immer mehr Progesteron (= Gelbkörperhormon). Dieses sorgt wiederum dafür, dass die Schleimhaut der Gebärmutter auf eine befruchtete Eizelle vorbereitet wird und mehr Drüsensekret produziert. Die Produktion von Östrogen geht zurück. Eine Gelbkörperschwäche ist oft der Grund dafür, dass eine Frau nicht schwanger wird oder sehr frühe Fehlgeburten erleidet.

Durch das Gelbkörperhormon steigt außerdem die Basaltemperatur ein bis zwei Tage nach dem Eisprung um etwa 0,5 Grad an und bleibt in der zweiten Zyklushälfte erhöht. Die Basaltemperatur ist die Körpertemperatur, die nach dem Aufwachen, aber vor dem Aufstehen gemessen wird.

Spermien können wie gesagt bis zu 48 Stunden oder länger im Körper einer Frau überleben. Noch im Eileiter treffen die Samenzellen auf die befruchtungsfähige Eizelle. Das erste Spermium kann bereits 15 Minuten (!) nach dem Samenerguss im Scheidenkanal eintreffen. Allerdings erreichen nur etwa 100 bis 1000 von einigen Millionen Spermien den Eileiter. Und nur ein einziges davon ist »erfolgreich« und bewirkt eine Schwangerschaft, indem es in das Ei eindringt und dieses befruchtet. Etwa 30 Stunden nach ihrer Befruchtung beginnt die Eizelle sich zu teilen, wodurch zwei Zellen (Blastomeren) entstehen. Diese teilen sich wieder und wieder und durchlaufen verschiedene Stadien. Nach drei Tagen spricht man von Mehrzellenstadium und nach vier Tagen besteht sie schon aus ca. 100 einzelnen Zellen. Gleichzeitig bildet sich im Inneren Flüssigkeit. Fünf bis sieben Tage nach der Befruchtung ist das Ziel erreicht und der Embryo beginnt, sich in der Gebärmutter einzunisten. Von da an werden bestimmte Botenstoffe, vor allem humanes Choriongonadotropin (hCG), an den mütterlichen Organismus abgegeben; sie sorgen in den nächsten acht Wochen für den Erhalt des Gelbkörpers im Eierstock. Später übernimmt der Mutterkuchen (Plazenta) diese Aufgabe und produziert die Hormone.

Wenn die Eizelle nicht befruchtet wird, bildet sich der Gelbkörper innerhalb der nächsten 10 bis 11 Tage zurück, bis er nach ein paar

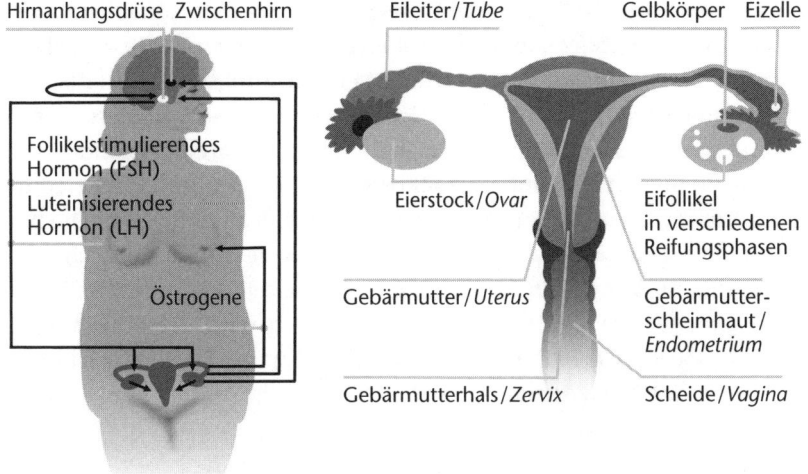

| Hirnanhangsdrüse | Zwischenhirn | Eileiter/*Tube* | Gelbkörper | Eizelle |

Follikelstimulierendes Hormon (FSH)

Luteinisierendes Hormon (LH)

Eierstock/*Ovar*

Eifollikel in verschiedenen Reifungsphasen

Östrogene

Gebärmutter/*Uterus*

Gebärmutterschleimhaut/*Endometrium*

Gebärmutterhals/*Zervix*

Scheide/*Vagina*

Abb. 3: Das Wunderwerk des weiblichen Zyklus

Wochen nur mehr ein winzig kleines weißes Fleckchen Narbengewebe ist. Als solcher wird auch kein Progesteron mehr produziert. Dadurch ziehen sich die Arterien der Gebärmutter zusammen, die Durchblutung der Gebärmutterschleimhaut nimmt ab und es kommt zu einer Art »Sauerstoffmangel«, was auch als »Ischämie« bezeichnet wird. Innerhalb weniger Stunden stirbt die Gebärmutterschleimhaut förmlich ab – die Regelblutung setzt ein, der Kreislauf schließt sich. Am Ende der Blutung beginnt der komplexe und wie mit Zahnrädchen ineinander greifende Vorgang aufs Neue – wie das sprichwörtliche Schweizer Präzisionsuhrwerk.

Der monatliche Zyklus wird meist in zwei oder vier Phasen eingeteilt, je nach Zustand der Gebärmutterschleimhaut. Bei zwei Phasen unterscheidet man eine vor und eine nach dem Eisprung; bei vier Phasen wird meistens folgende Einteilung getroffen:

1. Menstruations- oder Blutungsphase: 3.–7.Tag
2. Proliferations- oder Aufbauphase: 5.–14.Tag (am Ende steht der Eisprung)
3. Sekretions- oder Gelbkörperphase: 15.–28.Tag
4. Ischämie oder Sauerstoffmangelphase: fließender Übergang zur Blutungsphase

Der Vorrat an Eizellen in den Eierstöcken scheint zunächst unerschöpflich zu sein – der gesamte Lebenszeit-Bedarf an Eizellen wird bei Frauen bereits in einer sehr frühen Entwicklungsphase produziert. Dieser Prozess wird noch vor der Geburt abgeschlossen; zu diesem Zeitpunkt wurden durchschnittlich sieben Millionen Eizellen gebildet. Die Anzahl reduziert sich auf etwa 400 000 bis zum Zeitpunkt der Geburt und nimmt dann weiter ab bis zum Eintritt in die Pubertät. Die allmähliche Reduktion setzt sich während des gesamten gebärfähigen Lebensalters fort. Jeden Monat beginnen viele Eizellen den Entwicklungsprozess, bei den meisten dieser Eizellen wird die Entwicklung jedoch abgebrochen. Schließlich ist der Vorrat an Eizellen erschöpft, die spontanen Menstruationszyklen hören auf, und die Frau kommt in die Wechseljahre.

Die Zyklusveränderungen während der Wechseljahre

Was geschieht nun in den Wechseljahren genau? Die Eierstöcke haben die meisten Eizellen verbraucht und ihre Hormonproduktion lässt nach. Dadurch sinkt der Östrogenspiegel im Blut – die Folge: Das Gehirn reagiert darauf, indem es besonders reichlich Steuerungshormone LH und FSH produziert. Es versucht sozusagen wie ein Kutscher, die Eierstöcke zum Tun anzutreiben! Die können darauf aber immer weniger stark oder gar nicht mehr reagieren. Obwohl sie durch die Hormone FSH und LH angeregt werden, wird weniger Progesteron als vorher produziert. Allmählich findet nicht mehr in jedem Zyklus ein Eisprung statt. Es kommt also zu einem Rückgang der Progesteronproduktion aufgrund eines verspäteten oder ausbleibenden Eisprungs. Schließlich gibt es überhaupt keinen Eisprung mehr. Ohne ihn kann sich kein Gelbkörper mehr bilden, der Progesteron produzieren würde – deshalb geht auch diese Hormonproduktion immer weiter zurück. Typisch in dieser Lebensphase sind verkürzte Zyklen, oft mit verstärkten Blutungen. Der Mangel an Progesteron allein führt aber noch nicht zum völligen Wegfall der Menstruation. Dieser tritt erst dann ein, wenn dann auch die Östrogenproduktion ausfällt.

Charakteristisch für die Hormonsituation in den Wechseljahren ist also eine Erhöhung der Hormone LH und FSH. Der LH-Spiegel steigt während der Wechseljahre auf das 4- bis 5-fache an, der FSH-Spiegel sogar auf das 10- bis 15-fache.

Beschwerden im Klimakterium –
Hitzewallungen & Co.

Die Wechseljahre sind ein normaler physiologischer Umstellungsprozess, den jede Frau früher oder später zu durchlaufen hat. Etwa jede zehnte Frau im deutschen Sprachraum und wohl auch weltweit befindet sich in den Wechseljahren. Schätzungsweise zwei Drittel von ihnen erleben in dieser »Wechsel-Zeit« mehr oder weniger starke seelische, psychosoziale und körperliche Beschwerden. Die »klassischen« Beschwerden auf der körperlichen Ebene sind vor allem Hitzewallungen, kalte Schweißausbrüche, Schlafstörungen, Kopf- und Gelenkschmerzen, Herzklopfen, Schwindelgefühle. Die häufigsten psychischen Beeinträchtigungen sind depressive und traurige Verstimmungen, vermehrte Ängstlichkeit, eine innere Unruhe, Nervosität, Gespanntheit und Reizbarkeit bis hin zu erhöhter Aggressivität. Dazu kommen oft Merk- und Konzentrationsstörungen, Vergesslichkeit, rasche körperliche, aber auch seelische Erschöpfbarkeit, länger anhaltende Mattigkeit, Libidostörungen und andere Beeinträchtigungen.

Die Ursachen sind vor allem biologischer Natur – die nachlassende Funktion der Eierstöcke, damit verbunden der Mangel an bestimmten Sexualhormonen. Die Beschwerden sind aber auch psychosozial begründet: Vor allem in den westlichen Nationen spielt der Jugendlichkeits- und Schönheitswahn eine große Rolle und macht mancher Frau in den Wechseljahren gehörig zu schaffen. Ganz anders als in vielen asiatischen, afrikanischen und arabischen Kulturen, in denen psychosoziale Beeinträchtigungen in den Wechseljahren keine solche Rolle spielen!

Die Wechseljahre sind beileibe keine Krankheit, auch wenn sich viele Wechseljahrfrauen in dieser Zeit manchmal kränker und »kaputter« fühlen als bei einer »richtigen« Erkrankung! Aus medizinischer Sicht wird das Klimakterium auch nicht als eigenständige Einheit klassifiziert, im Gegensatz zu beispielsweise Depressionen, Angststörungen u. a. Das Klimakterium ist sozusagen nur die Beschreibung einer Befindlichkeit oder Störung, selbst wenn sie Krankheitswert erreichen sollte. Wenn das Leidensbild allerdings in eine zusätzliche krankhafte Form umschlägt, z. B. in Richtung Angststörung, Depression, Sexualstörung, Somatisierung (»Verkörperlichung«, körperbedingte Störung), dann wird es unter den Fachbegriffen der jeweiligen Haupterkrankung diagnostiziert.

Die hormonellen Veränderungen in den Wechseljahren sind massiv – kein Wunder, dass sich dies eben auch in vielen körperlichen Symptomen auswirkt, die in ihrer Schwere sogar Krankheitswert besitzen können. Die Betonung liegt aber auf »können« – nicht müssen!

Von all dem können Sie verschont bleiben, es muss Sie keines dieser Symptome treffen. Der größte Teil der Frauen – auch der jungen Wechseljahrfrauen – spürt kaum oder gar nichts, bei ihnen ist das gesamte Klimakterium so gut wie beschwerdefrei. Untersuchungen belegen:

• ein Drittel der Frauen hat keine Beschwerden,
• ein Drittel der Frauen hat leichte bis mittlere Beschwerden,
• ein Drittel der Frauen hat mittlere bis starke Beschwerden.

Auch die Stärke der Beschwerden ist unterschiedlich groß, sie hängt ab von den körperlichen, psychischen und sozialen Bedingungen. Auch die Dauer ist individuell verschieden – manche Frauen registrieren nur ein paar Monate verstärkte Hitzewallungen, Schlafstörungen u. Ä., manche leiden ein paar Jahre lang darunter. Man höre und staune: Bei manchen Frauen bewirkt die hormonelle Umstellung sogar eine Verbesserung! Ein Beispiel ist die Endometriose, ein weiteres das Prämenstruelle Syndrom. Auch Myome, gutartige Knoten in der Gebärmutterschleimhaut, gehen in den Wechseljahren oft zurück, da ihr Wachstum östrogenabhängig ist.

Grundsätzlich gilt auch hier: Entscheidend ist, *wie* wir mit den Beschwerden umgehen! Lassen wir es zu, dass sie unser Leben dominieren und uns die Lebensfreude rauben – oder weisen wir sie in die Schranken und tragen aktiv so viel wie möglich dazu bei, sie nicht zu stark werden zu lassen?

Häufigkeit klimakterischer Beschwerden bei Frauen im Alter zwischen 45 und 54 Jahren[2]

Nervosität, Reizbarkeit	90 %
Müdigkeit, Lethargie, Leistungsabfall	80 %
Hitzewallungen, Schweißausbrüche	70 %

Depressive Verstimmung, Weinkrämpfe	70 %
Kopfschmerzen	70 %
Vergesslichkeit, Konzentrationsschwäche	65 %
Gewichtszunahme	60 %
Schlafstörungen	50 %
Gelenk- und Muskelschmerzen	50 %
Obstipation (Verstopfung)	40 %
Herzbeschwerden	40 %
Libidoverlust (verminderte sexuelle Lust)	30 %
Parästhesie (Sensibilitätsstörungen wie Kribbeln oder Taubheitsgefühl)	25 %
Schwindel	20 %

Körperliche Beeinträchtigungen

Das Sinken des Östrogens macht sich vor allem auf drei Ebenen bemerkbar: an Veränderungen an der Haut und den Haaren, an Gewichtsveränderungen bzw. Veränderungen des Fettstoffwechsels, an Veränderungen im Knochenstoffwechsel; dazu kommen die »klassischen« Hitzewallungen und Schweißausbrüche.

Veränderungen an der Haut und den Haaren

Östrogene sind an der Bildung von Kollagen beteiligt. Die Kollagenfasern in der Haut speichern Wasser und halten so die Haut glatt und prall. Ist weniger Östrogen vorhanden, bilden sich unweigerlich Falten, die Haut wird dünner, trockener und verliert an Elastizität. Diese Vorgänge lassen sich nicht aufhalten, aber durch gute Hautpflege mit einem Extra-Kick an Feuchtigkeit und einer ausgewogenen Ernährung zumindest verlangsamen. Auch die Schleimhäute sind davon betroffen; Frauen in den Wechseljahren merken das besonders deutlich an den Schleimhäuten der Scheide, in denen viele Rezeptoren für Östrogene enthalten sind. Die Scheidenschleimhaut wird weniger feucht und durchblutet, sie wird noch empfindlicher – was beim Sex zu Schmerzen oder Brennen führen kann. Hinzu kommt noch, dass allmählich auch weniger Scheidensekret produziert wird und sich die Konsistenz der Flüssigkeit ändert. Somit sind Frauen in den Wechseljahren anfälliger für Entzündungen durch Bakterien und Pilze. Solche Infektionen, aber auch Harnwegsprobleme können den Spaß am

Sex natürlich auch gehörig dämpfen! Doch: Grundsätzlich können Frauen im Klimakterium genauso feucht werden wie vorher – vielleicht ein bisschen später und vorausgesetzt, die sexuelle Erregung stimmt. Und auch an der Fähigkeit zum Orgasmus und an seiner Intensität ändert sich durch den Östrogenmangel nichts! Ein verlängertes Vorspiel gleicht das wieder aus, ebenso kann eine Gleitcreme Abhilfe bringen.

Weniger Lust auf Sex? Keineswegs – im Gegenteil! In einer Untersuchung der Freien Universität Berlin, bei der 1000 Frauen befragt wurden, sagten 80 Prozent der 50- bis 60-Jährigen, dass sie sich regelmäßig sexuelle Kontakte wünschen. Eine andere Studie zeigte, dass die sexuelle Lust zwischen dem 25. und 50. Lebensjahr relativ konstant bleibt und erst nach dem 55. Lebensjahr signifikant abnimmt. Besonders selbstbewusste Frauen haben lange Spaß beim Sex.

Trockene Schleimhäute wirken sich auch auf die Augen (das »trockene Auge«) und die Haare aus. Das Kopfhaar wird dünner, spröder und brüchiger; es kann zu Haarausfall kommen. Den meisten fällt es nicht so sehr auf, aber auch die Scham- und Achselhaare nehmen in den Wechseljahren ab. Verantwortlich für all diese Veränderungen ist ebenfalls der sinkende Pegel an Östrogen. Einige Frauen entwickeln nach der Menopause den sogenannten Hirsutismus. Dessen bekannteste Form ist der Damenbart; aber auch an anderen Stellen wie an Kinn, Brust und an der Innenseite der Oberschenkel können Frauen Haare wachsen. Der Grund ist ein Ungleichgewicht zwischen weiblichen und männlichen Hormonen. Zwar bilden auch ältere Frauen nur sehr geringe Mengen an Androgenen, allerdings können sich diese durch den Östrogenrückgang stärker durchsetzen. Androgene sind übrigens auch daran beteiligt, wenn sich in den Wechseljahren plötzlich Pickel oder Mitesser bilden und die Kopfhaut schneller nachfettet.

Gewichtsveränderungen bzw. Veränderungen des Fettstoffwechsels

Östrogene haben einen gefäßschützenden Effekt, der in den Wechseljahren wegfällt, und spielen beim Fettstoffwechsel eine große Rolle. Sie schützen die Gefäße, indem sie das HDL-Cholesterin *(High Density Lipoprotein)* erhöhen, das ein Zuviel an Cholesterin in den Blutgefäßen aufsaugt und zur Leber zurückschickt. HDL kann auch Cholesterin aus Ablagerungsschichten an den Wänden der Arterien (= arteriosklerotische Plaques) aufnehmen, dadurch gefährliche Gefäßablagerungen verringern und vor Arteriosklerose und Herzinfarkt schützen. Untersuchungen belegen, dass vor den Wechseljahren der Anteil der Frauen, die einen Herzinfarkt erleiden, sehr viel niedriger ist als der der Männer, nach den Wechseljahren gleichen sich die Zahlen an.

Der veränderte Fettstoffwechsel macht sich leider auch im Körpergewicht bemerkbar. Aber bitte – verfallen wir deshalb nicht gleich in Depressionen oder stürzen uns auf unsinnige und gesundheitsschädigende Diäten, die sowieso nichts bringen! Das Mehr auf den Rippen ist von der Natur aus so gewollt und so eingerichtet und hat einen immens positiven Effekt. Östrogene werden nämlich nicht nur in den Eierstöcken – und dort ja nun vermindert – gebildet, sondern auch im Unterhautfettgewebe. Der Körper versucht jetzt, auszugleichen – und wie? Indem er andere Quellen sucht, die weiteren Produktionsmöglichkeiten von Östrogen aktiviert und ankurbelt. Die Folge: das Unterhautfettgewebe nimmt zu. Eigentlich clever! Da nutzen Diäten ebenso wenig wie sportliche Aktivitäten. Viele Frauen in den Wechseljahren nehmen in dieser Zeit unweigerlich ein paar Kilo zu, durchschnittlich zwischen vier und acht Kilogramm. Diese Zunahme ist also durchaus im Rahmen des physiologischen Gleichgewichts. Sie bewirkt, dass eine notwendige Menge an Östrogenen weiterhin gebildet wird und ihre positiven und schützenden Wirkungen entfalten kann. Frauen, die etwas mehr auf den Rippen haben, erleben in der Regel weniger Wechseljahrbeschwerden. Genial – auch wenn wir angesichts eines Blicks auf die Waage dem nicht so viel abgewinnen können …

Wie können wir hier in Maßen gegensteuern? Beachten Sie: Grundsätzlich braucht der Körper in den Wechseljahren einfach weniger Nahrung als früher. Wenn Sie also so weiter essen wie bisher, sind überflüssige Kilos garantiert. Um unnötiges Übergewicht zu verhindern, ist es am besten, auf eine ausgewogene Ernährung mit wenig Fett umzustellen. Viel Bewegung kurbelt zudem den Kalorienabbau an – und hält fit.

Veränderungen im Knochenstoffwechsel – Osteoporose

Knochen sind alles andere als tote Substanz. Das ganze Leben lang wird Knochensubstanz auf- und abgebaut, ab dem 35. Lebensjahr ver ringert sie sich altersbedingt kontinuierlich jährlich um etwa 1,5 Prozent. Das heißt, bis zum 70. Lebensjahr geht rund ein Drittel der Knochensubstanz verloren – auf ganz natürliche Art und Weise, also ohne dass dieser Prozess als krankhaft einzustufen wäre.

Der Knochenstoffwechsel wird durch Hormone gesteuert, z. B. durch Schilddrüsenhormone, Vitamin D, Östrogene und Testosteron. Östrogene beeinflussen die Wirkung und Bildung der für den Knochenstoffwechsel wichtigen Hormone und wirken somit anregend auf den Knochenaufbau. Daher wird die Osteoporose, also der krankhaft beschleunigte Knochenschwund, häufig als Folgeerscheinung der Wechseljahre dargestellt. Das ist so aber nicht ganz richtig! Es kommt keineswegs bei jeder Frau in den Wechseljahren zwingend auch zu einem krankhaften Knochenabbau. Dafür sind mehrere Faktoren ausschlaggebend, Osteoporose ist multifaktoriell begründet.

Die wichtigsten Faktoren, die Osteoporose begünstigen:
- zu wenig Bewegung,
- zu geringe Aufnahme von Kalzium und Vitamin D mit der Nahrung,
- hellhäutiger, blauäugiger Pigmenttyp,
- andere Erkrankungen, die für den Knochenstoffwechsel ungünstig sind (z. B. Schilddrüsenüberfunktion, Leber- und Nierenerkrankungen, Diabetes, rheumatische Erkrankungen),
- oft längere Zeiten ohne Zyklus (z. B. bei Magersucht, Leistungssport), dadurch bleibt die normale vermehrte Östrogenausschüttung vor dem Eisprung häufig aus,
- ein später Beginn der Menstruation und ein früher Beginn der Wechseljahre verkürzen insgesamt den Zeitraum, in dem Östrogene wirken,
- erbliche Belastung,
- Nikotinmissbrauch,
- starker Alkoholkonsum,
- ein besonders feingliedriger, zarter Körperbau.

Viele Faktoren können Sie gut selbstständig positiv beeinflussen! Krankhafter Knochenschwund ist keine automatische Folge der Wechseljahre. Dennoch sollte jede Frau (nicht nur in dieser Zeit) besonders auf »ihre Knochen achten«, denn Osteoporose ist – auch ohne Automatismus in Bezug auf die Wechseljahre – eine sehr häufig auftretende und sehr schwerwiegende Erkrankung. Laut der Weltgesundheitsorganisation WHO zählt Osteoporose mittlerweile zu den zehn häufigsten Erkrankungen überhaupt und wird als eines der wichtigsten Gesundheitsprobleme eingestuft. Immerhin: Rund ein Viertel der Wechseljahrfrauen läuft Gefahr, diese Erkrankung zu bekommen. Sie können selbst viel für einen starken Knochenbau tun, besser heute als morgen!

Vasomotorische Störungen – vor allem Hitzewallungen und kalte Schweißausbrüche

Hitzewallungen und Schweißausbrüche sind oft der erste Hinweis auf die Wechseljahre. Beide tauchen meistens nachts auf und können durch die dadurch drohenden Schlafstörungen (bis hin zum Schlafentzug) die Lebensqualität stark beeinträchtigen. Daneben können auch noch Kopf- und Gelenkschmerzen, Schwindelgefühle, Erröten, Erblassen, Missempfindungen, Herzklopfen bzw. Herzjagen, Atemnot, Kopf- und Gelenkschmerzen und andere Symptome auftreten – und nerven!

Am häufigsten sind es die »klassischen« Hitzewallungen, unter denen etwa 8 von 10 Frauen während der Wechseljahre leiden. Manche Frauen quälen sie »nur« ein Jahr, manche sogar 5 Jahre und mehr. Auch die Häufigkeit variiert – es können 3, aber auch 30 Wallungen an einem Tag bzw. in einer Nacht sein! Besonders schlimm und anstrengend sind diese »heißen Nächte«, wenn man nach einem »flush« nicht mehr weiterschlafen kann. Meist gehen die Wallungen Hand in Hand mit Schweißausbrüchen in einer Intensität, die bis zu klatschnassen Haaren und durchnässter Wäsche reichen kann. Zusätzliches Herzklopfen ist zwar beunruhigend, aber harmlos. Nach wenigen Minuten ist die Hitzewelle meist vorbei, nicht minder unangenehmes Frösteln setzt ein.

»Ich hatte Nächte, in denen ich bis zu vier- oder fünfmal Nachthemd und Bettwäsche wechseln musste. Ich wusste schon beim kleinsten Anzeichen, was jetzt unwiderruflich passieren wird: Es begann im oberen Rücken – ein seltsames Kitzeln und Pulsieren, dann breitete sich die Hitzewoge auf den ganzen Oberkörper aus. Es troff förmlich aus den Poren. Ich wunderte mich immer wieder, woher all das Wasser kam ... Nach ein paar Minuten war der Spuk vorüber, aber an ein Weiterschlafen war nicht mehr zu denken.« (Martha, 39 Jahre)

»Hitzewallungen hatte ich, schlimme sogar – aber das muss ja nicht sein, meinte mein Arzt. Ich bekam ein Hormonpräparat und der nächtliche Spuk war vorbei. Das war's – sonst habe ich von den frühen Wechseljahren gar nichts gemerkt.« (Tony, 45 Jahre)

»Ich hatte schon richtig Angst vor dem Zu-Bett-Gehen! Mir graute vor diesen Momenten, dieser Hitze, diesem Ausgeliefert-Sein. Irgendwann steckte ich in einem furchtbaren Kreislauf und konnte nicht einmal mehr schlafen, wenn »nichts« passierte. Ich lag still in der Dunkelheit, registrierte panisch jede Kleinigkeit, die in meinem Körper vor sich ging – und wartete auf die »Welle«. Tagsüber war ich völlig gerädert, unfähig etwas zu tun und oft richtig aggressiv den Kindern gegenüber. Entspannungsübungen u. Ä. waren sinnlos – ich hatte völlig verlernt, mich zu entspannen! Nach ein paar langen Wochen hatte mein Arzt Erbarmen und verschrieb mir für 10 Nächte ein starkes Schlafmittel. Da konnte ich endlich wieder mal Kraft schöpfen und schaffte es dann mit einer Kombination aus pflanzlichen Mitteln und autogenem Training. Ich hatte in einem Seminar auch gelernt, die Hitzewallungen anzunehmen und nicht mehr in Panik auszubrechen, sondern einfach abzuwarten, bis sie vorüber waren. Ach ja, einfach – nein, einfach war das alles eigentlich nicht, auch nicht für meine Familie.« (Rosy, 41 Jahre)

Als Hauptursache der Hitzewallungen gilt vor allem der sinkende Östrogenspiegel. Dadurch arbeitet das Temperaturzentrum im Gehirn unregelmäßig und ungenau. Um sich anzupassen, gibt der Körper Wärme ab – genauso wie an einem heißen Sommertag. Er erhöht den Pulsschlag, stellt die Hautgefäße weit und ein Schweißausbruch sorgt für Verdunstungskälte. Das Frösteln zeigt, dass der Körper die richtige Temperatur wieder herstellt. Ob aber ausschließlich die schwankenden Östrogenspiegel für die Hitzewallungen verantwortlich sind, ist wissenschaftlich umstritten: Immerhin kennt ein Drittel aller Frauen keine *flushes*, obwohl sich auch bei ihnen der Gehalt an Östrogenen im Blut ändert.

Hitzewallungen sind eine Körperempfindung, nicht mehr und

nicht weniger! Ob sie subjektiv als neutral, als angenehm oder als unangenehm erlebt werden, ist – außer von der Intensität – auch abhängig von der subjektiven Interpretation im Gehirn, von der subjektiven Bewertung. Hüten sollten Sie sich vor dem Teufelskreis Hitzewallungen–Schlafstörungen: Zum einen ist es dann zwar sehr verlockend, aber fatal, zu Beruhigungsmitteln, Schlaftabletten oder anderen »Glücksdrogen« zu greifen; zum anderen kann rasch eine Art Erschöpfungsdepression mit einer großen Stimmungslabilität, Reizbarkeit etc. entstehen, die dann unbedingt in die Hände eines Fachmannes bzw. einer Expertin gehört.

Schlafstörungen

Sie gehören zu den häufigsten Wechseljahrbeschwerden. Deutschen Untersuchungen zufolge leidet rund die Hälfte der Frauen in den Wechseljahren unter schlaflosen Nächten. Eine Umfrage der Österreichischen Gesellschaft für Gynäkologie und Geburtshilfe ergab, dass Schlafstörungen zwischen dem 50. und 59. Lebensjahr sprunghaft ansteigen – nämlich um 260 Prozent! Ältere Menschen erreichen oft keine Tiefschlafphasen mehr und erwachen leichter durch Störungen; manchmal wird das salopp und augenzwinkernd als die »senile Bettflucht« bezeichnet. Schlafstörungen werden von Frauen in den Wechseljahren als äußerst belastend empfunden – oft sehr viel mehr als Hitzewallungen und andere Beschwerden. Wahrscheinlich werden die »kurzen Nächte« ebenfalls vom sinkenden Östrogenspiegel ausgelöst. Östrogen wirkt auf die Stoffwechselvorgänge im Gehirn und fördert die Tiefschlafphasen genauso wie die sogenannten REM-Phasen, in denen wir träumen und Erlebtes verarbeiten. Sinkende Östrogenwerte können dazu führen, dass der Schlaf weniger tief und erholsam ist.

Für die jüngeren Wechseljahrfrauen sind schlaflose Nächte und ein sukzessiv ansteigendes Schlafdefizit oft besonders belastend. Viele zwischen 30 und 45 sind gerade an einem wichtigen Karrierepunkt angelangt und beruflich und/oder privat sehr engagiert. Der Druck von außen (durch drohenden Jobverlust, Konkurrenzsituation etc.) ist ebenso groß wie der Druck, den sich viele Frauen selbst aufhalsen (Perfektionismusfalle, Versagensangst etc.). Man muss funktionieren, geistig und körperlich fit sein, um mithalten zu können, und hat keine

Zeit und Nerven für kurze Nächte! Manche geraten dadurch in einen bösen Teufelskreis: Der Griff zur Schlaftablette ist allzu leicht, eine psychische und körperliche Abhängigkeit rasch hergestellt – oft hilft dann nur noch professionelle Hilfe von außen, um diesen Teufelskreis wieder durchbrechen zu können. Rat und Tipps finden Sie in Teil II.

Schmerzen und Spannungsgefühle in der Brust

In den Wechseljahren können ungewohnt starke Schmerzen, Schwellungen und Spannungsgefühle in der Brust auftreten, Mastodynie genannt. Manchmal kommt es auch zu knotenartigen Verhärtungen, die sich aber in der Regel nach der Menopause zurückbilden. Mastodynie ist meistens ungefährlich, aber recht unangenehm. Viele Frauen kennen dieses Spannungsgefühl in der Brust seit der Pubertät und der ersten Menstruation als typisches Symptom des prämenstruellen Syndroms (PMS). Nicht nur die Gebärmutterschleimhaut, auch die Brustdrüsen unterliegen monatlichen Schwankungen: Nach der Periode ist die Brust, die vor allem aus Fettgewebe besteht, besonders weich. Ab der Zyklusmitte nimmt die Größe der Brüste zu, der Busen wird fester. Verantwortlich dafür ist der steigende Östrogenpegel. Mit ihm lagert sich vermehrt Wasser im Brustgewebe ein. Das kann in der zweiten Zyklushälfte zu Spannungsgefühlen in der Brust bis hin zu starken Schmerzen führen. Im Klimakterium verstärken und verlängern sich diese Beschwerden oft, gerade wenn die Monatsblutung längere Zeit ausbleibt und sich im Körper ein hoher Östrogenspiegel aufbaut.

Blasen-Probleme

Urologen schätzen, dass zwei Drittel aller Frauen in den Wechseljahren Probleme mit der Blase bekommen. Damit ist gemeint, dass in bestimmten Situationen (beim Lachen, Husten oder Treppensteigen) unfreiwillig etwas Wasser abgeht. Eine Ursache dafür können die Änderungen im weiblichen Hormonhaushalt sein. Durch das sinkende Östrogenniveau reagiert der weibliche Körper stärker auf die reizenden Stoffe im Urin – der Harndrang nimmt zu. Der geringere Östrogenpegel führt außerdem zu einer schlechteren Durchblutung der Harnröhre – sie verkürzt sich dadurch und der Verschlussdruck sinkt. Die Folge: Belastungsinkontinenz.

Auch die Häufigkeit von Blasenentzündungen nimmt in den Wechseljahren und danach zu. Die fehlenden Östrogene lassen nämlich auch den pH-Wert der Scheide steigen. So wird der natürliche saure Schutzwall von Vagina, Blase und Harnröhre gestört – Viren und Bakterien können leichter in den Körper eindringen. Da die Schleimhäute im Genitalbereich im Klimakterium ja ohnehin schon dünner sind und schlechter durchblutet werden, fällt es Keimen leichter, sich zu vermehren. Außerdem macht das Östrogendefizit das Gewebe schlaffer, dadurch sinkt die Kraft der Blasenschließmuskeln und das Eindringen und Aufsteigen von Keimen wird zusätzlich begünstigt.

Psychische Beeinträchtigungen[3]

Gemütsschwankungen, Depressionen

Depressionen und psychische Berg- und Talfahrten galten lange als sichere Begleiterscheinung der Wechseljahre. Man vermutete, dass Frauen mit dem Verlust ihrer Fortpflanzungsfähigkeit nicht zurande kämen; wissenschaftliche Untersuchungen, die diese Annahme bestätigten, gab es jedoch nie. Schon vor über 100 Jahren wurde von psychiatrischer Seite eine Häufung von Gemütsstörungen im Klimakterium beschrieben – und kontrovers diskutiert.

Neuere Studien zeichnen ein anderes Bild: Nur knapp ein Drittel aller Frauen in den Wechseljahren leidet unter Gemütsschwankungen; einige fühlen sich durch depressive Verstimmungen belastet, reagieren besonders reizbar oder ängstlich. Eine Umfrage der Österreichischen Gesellschaft für Gynäkologie und Geburtshilfe und des österreichischen Berufsverbandes der Gynäkologen aus dem Jahr 2005 zeigte überraschenderweise, dass Frauen zwischen 30 und 39 (Frauen, die nicht im vorzeitigen Klimakterium sind) viel stärker unter Niedergeschlagenheit leiden als ältere. Viele Fachleute vertreten derzeit die Ansicht: Der Anteil der Frauen mit ernsthaften Depressionen steigt in den Wechseljahren nicht. Es ist allerdings nicht auszuschließen, dass Frauen, die vorher schon depressiv waren, in dieser Zeit mehr leiden.

Depressive und aggressive Launen oder auch psychische Ups and Downs in den Wechseljahren müssen nicht, können aber mit dem Hormonhaushalt zusammenhängen. Östrogene wirken nun einmal auch auf bestimmte Areale im Gehirn. Sinkt der Östrogenspiegel, geht auch die Endorphin-Produktion, also die Produktion der Glückshormone, zurück – depressive Verstimmungen können die Folge sein. Erfahrungen zeigen allerdings, dass die Gemütslage in den Wechseljahren eher durch (psycho-)soziale und kulturelle als durch hormonelle Faktoren beeinflusst wird. Ein Blick in andere Kulturen offenbart: Wo Frauen in den Wechseljahren eine hohe Wertschätzung erfahren, treten seelische Probleme viel seltener auf.

Perimenopausales dysphorisches Syndrom / Depressive Erkrankung in der Perimenopause

Fachleute unterscheiden derzeit zwischen einem »perimenopausalen dysphorischen Syndrom« und einer »depressiven Erkrankung in der Perimenopause«. Unter einem perimenopausalen dysphorischen Syndrom versteht man eine unmittelbar endokrin verursachte Störung der »inneren Drüsen«, d. h. konkret durch hormonelle Veränderungen, ausgelöst durch die Verringerung der Sexualhormone. Charakteristisch dafür sind: erhöhte Reizbarkeit, Weinerlichkeit, Angstzustände, Gemütslabilität, traurige Verstimmung, Merk- und Konzentrationsstörungen, Interesselosigkeit, rasche Erschöpfbarkeit, Schlafstörungen und nachlassende Libido. Dieser Zustand taucht auch bei anderen hormonell verursachten Beeinträchtigungen auf, insbesondere vor der Menstruation (prämenstruelles Syndrom) und nach der Geburt (postpartale Dysphorie (Dysphorie = Alltagsverstimmung, Baby-Blues).

Davon abzugrenzen ist nach Meinung mancher Fachleute eine depressive Erkrankung in der Perimenopause, auch als »perimenopausale Depression« bezeichnet: Hier herrschen offensichtlich andere Bedingungen, und zwar sowohl in Bezug auf Schweregrad als auch Ursache. So finden sich eindeutige Depressions-Symptome, also nicht nur traurige Verstimmungen, Niedergeschlagenheit, Resignation und Gemütslabilität, sondern auch ein ausgeprägtes Gefühl von Niedergeschlagenheit, Freudlosigkeit, Hoffnungslosigkeit, Entscheidungsunfähigkeit, Antriebslosigkeit und Grübelei, oft auch eine Willens- und Denkhemmung (»Leere im Kopf«), ebenso Selbstvorwürfe, ja Lebensüberdruss. Hier liegt also tatsächlich eine krankhafte Verstimmung, eine Depression vor. Sie kann in den Wechseljahren entweder zum ersten oder schon zum wiederholten Mal auftreten – jetzt aber unter den spezifischen biologischen Bedingungen oft viel stärker und damit belastender. Der Grund: Hormonelle Umstellungsvorgänge sind erfahrungsgemäß problematisch für eine »Depression in der Warteschleife«, also eine jahrelang bereits latent vorhanden gewesene Depression. Das betrifft die Monatsblutung, den »Hormonsturz« nach einer Geburt, ja gelegentlich sogar die erstmalige Monatsblutung (Menarche) – und natürlich das Klimakterium.

Verstärkend in beiden Fällen wirken sich Hitzewallungen, Schweißausbrüche und Schlafstörungen aus, die auf Dauer einfach zermürbend sind. Je schwerer diese Beeinträchtigungen, umso größer das Risiko, sowohl ein perimenopausales dysphorisches Syndrom als auch bei entsprechender Veranlagung eine perimenopausale Depression zu bekommen. Frauen, die schon früher unter der Einnahme von Kontrazeptiva (Pille) oder vor der Monatsblutung unter seelisch-körperlichen Beeinträchtigungen litten, müssen auch eher mit entsprechenden Folgen im Klimakterium rechnen. Und auch jene, die bereits früher eine endogene (biologisch geprägte) Depression oder einen ausgeprägten »Baby-Blues« nach der Geburt erlebt hatten. Und schließlich scheint die Regel zu gelten: Je länger die Wechseljahre andauern, umso wahrscheinlicher bildet sich eine entsprechende Beeinträchtigung aus.

Abgesehen von diesen hormonell bedingten Beeinträchtigungen (neuroendokrinologische Veränderungen) spielen auch bestimmte psychosoziale Aspekte für den Ausbruch beider Leiden eine Rolle. Dazu zählen vor allem:
- Die Kinder verlassen das »Nest« (Leeres-Nest-Syndrom, empty-nest-Syndrom),
- Entfremdung vom Partner, Trennungs- und Scheidungsgedanken,
- beginnende Pflegebedürftigkeit der eigenen Eltern,
- Tod der Eltern oder eines Elternteils,
- Verlust der Fertilität (Fruchtbarkeit),
- subjektive Meinung, man habe an Attraktivität eingebüßt,
- Rückgang der Libido,
- Umstrukturierung im Berufsleben – verändertes Rollenverständnis durch Wiedereinstieg nach der Kindererziehung / Erziehungspause, Karrieresprung u. Ä.,
- zunehmende Gedanken an den eigenen Tod,
- Umgang mit dem Alter – Einstellung zum Alter.

Libido-Verlust

Nicht nur Menschenfrauen, sondern z. B. auch weibliche Schimpansen, Hunde oder Elefanten erleben die Wechseljahre. Doch im Gegensatz zu den meisten anderen weiblichen Säugetieren können nur Frauen auch nach den Wechseljahren noch sexuell interessiert und aktiv sein. Sexualität während und nach den Wechseljahren ist also ein einzigartiger Aspekt der menschlich-weiblichen Entwicklung. Welch ein Glück ...

Lust und Libido, eine erfüllte Sexualität spielen für Frauen auch in und nach der Menopause eine wichtige Rolle. Vor allem die männlichen Hormone und hier besonders das Testosteron sind für das Lustempfinden der Frau wichtig. Ein Libidoverlust kann zahlreiche Ursachen haben; es kann, muss aber nicht immer eine grundlegende Hormonstörung vorliegen. Allerdings gibt es vor allem in der Menopause Frauen, bei denen die veränderte Hormonproduktion zu Sexualstörungen führen kann. Für die endokrine Komponente der Libido ist der sinkende Testosteronspiegel verantwortlich, der ebenfalls – neben dem sinkenden Östrogenspiegel – in und nach den Wechseljahren zu niedrig sein kann. Der Testosteronspiegel und die Coitusfrequenz (also wie oft ein Sexualverkehr stattfindet) hängen statistisch und klinisch gesehen miteinander zusammen. Dieser Zusammenhang ist ausgeprägter als der mit weiblichen Hormonen. Klarheit, ob eventuell ein Mangel an männlichen Sexualhormonen vorliegt, bringt nur ein Hormonstatus – und ein ehrlicher Blick auf die Situation in der Partnerschaft. Gerade in den Wechseljahren bahnen sich oft jahrelang ignorierte Probleme in der Beziehung ihren Weg nach oben, Schuld an der Stille im Schlafzimmer haben keineswegs immer die Hormone. Manche lügen sich da sozusagen selbst in die Tasche bzw. verstecken sich hinter den klimakterischen Beschwerden: »Tut mir leid, ich brauche meinen Schlaf – du weißt ja, immer diese Hitzewallungen ...«

Manche Frauen haben allerdings selbst im Klimakterium einen Überschuss an männlichen Hormonen – die Folge sind oft Akne und unerwünschter Haarwuchs. Bei einer Dyspareunie (= Schmerzen beim Geschlechtsverkehr), die ebenfalls eine Ursache von Libidostörungen sein kann, steht dagegen der örtliche Östrogenmangel in der Scheide im Vordergrund. Diese Symptome können durch Hormone oder lokale angewandte Östrogencremes bzw. Gleitcremes verbessert oder verhindert werden. Der Konsum von Soja, Buchweizen und Hirse soll ebenfalls bei trockener Scheide helfen.

Fazit: Die weibliche Sexualität verändert sich – etwas – während der Wechseljahre: Die sexuelle Aktivität nimmt möglicherweise ab, doch Interesse und Genuss bleiben bestehen. Auch die Orgasmusfähigkeit bleibt von den Wechseljahren unbeeinträchtigt! Sexuelle Probleme nehmen zum Teil etwas zu. Mögliche Ursachen dafür wären z. B. die Wechseljahre bzw. die hormonellen Veränderungen, das »Altern« an sich oder die Auswirkungen veränderter Lebensbedingungen wie häufigere Partnerlosigkeit, häufigere Potenzprobleme des Partners.

Selbst-Test: Sind Sie in den Wechseljahren?

Dieser Test kann erste Hinweise darauf geben, ob Ihr Körper sich in dieser Phase der hormonellen Umstellung befindet und möglicherweise Hilfe braucht. Sollte dies der Fall sein oder sollten Sie sich unsicher fühlen, dann sprechen Sie bitte mit Ihrem Gynäkologen / Ihrer Gynäkologin über das Testergebnis.

Beantworten Sie die folgenden Fragen bitte mit Ja oder Nein:
Ja Nein

☐ ☐ Haben Sie deutliche Veränderungen Ihrer Monatsblutungen festgestellt? Sind die Blutungen z. B. unregelmäßig, ungewöhnlich stark bzw. schwach oder ist Ihre Regel längere Zeit ganz ausgeblieben?

☐ ☐ Leiden Sie unter Hitzewallungen und/oder plötzlichen Schweißausbrüchen?

☐ ☐ Sind Beschwerden und Schmerzen in Gelenken und Muskeln – z. B. rheumaartige Beschwerden – aufgetreten, die Sie früher nicht kannten? Verspüren Sie z. B. eine gewisse Morgensteifigkeit an manchen Fingern, die rasch wieder vergeht?

☐ ☐ Ist Ihre Haut deutlich trockener als früher, ohne dass es dafür einen besonderen äußeren Grund gäbe?

☐ ☐ Können Sie abends schlecht einschlafen und/oder wachen Sie in der Nacht mehrmals grundlos auf?

☐ ☐ Sind Sie tagsüber müde, abgeschlagen, rasch erschöpft und können sich schlecht konzentrieren?

☐ ☐ Lässt bei Ihnen die Lust an Sex mit Ihrem Partner nach?

☐ ☐ Haben Sie Schmerzen beim Geschlechtsverkehr und/oder leiden Sie unter einer besonders trockenen Scheide?

☐ ☐ Fühlen Sie sich häufig ängstlich oder niedergeschlagen?

☐ ☐ Fühlen Sie eine innere Unruhe oder sogar Panik?

☐ ☐ Haben Sie depressive Verstimmungen wie Traurigkeit, Niedergeschlagenheit, Mutlosigkeit, Weinerlichkeit, Antriebsarmut und Stimmungsschwankungen bemerkt, die Sie früher in dieser Form nicht kannten und für die sich kein konkreter äußerer Auslöser finden lässt?

☐ ☐ Sind Sie häufig nervös und gereizt, auch ohne konkreten Grund? Leiden Sie unter Anspannung, Nervosität, Reizbarkeit und Aggressivität, oft plötzlich und ohne erkennbaren Grund?

☐ ☐ Verlieren Sie beim Lachen, Husten oder Niesen manchmal ein paar Tropfen Urin oder müssen Sie häufiger zur Toilette als früher?

☐ ☐ Haben Sie Herzbeschwerden wie Herzklopfen, -rasen, -beklemmung, und/oder -stolpern, unter denen Sie früher nicht gelitten haben?

Wenn Sie mehr als drei Fragen mit Ja beantwortet haben, dann kann das ein erster Hinweis darauf sein, dass Sie in den Wechseljahren sind und Ihrem Körper die Hormonumstellung Probleme bereitet. Suchen Sie Ihre Frauenärztin bzw. Ihren Frauenarzt auf und besprechen Sie die weitere Vorgehensweise.

Die Wechseljahre in anderen Kulturen

Überall auf der Welt kommen Frauen in die Wechseljahre, doch nicht alle Frauen klagen über die gleichen Beschwerden. Die westliche Kultur hat eindeutig Angst vor dem Alter. Die Wechseljahre werden verleugnet oder als behandlungsbedürftige »Krankheit« mit Hormonen therapiert. Gibt es auch andere Möglichkeiten, mit dieser Lebensphase umzugehen? In vielen traditionellen, alten Kulturen markieren die

Wechseljahre bis heute den Übergang in ein neues Leben mit spirituellen oder religiösen Aufgaben. Körperliche Beschwerden werden dann oft nicht so wichtig genommen, und sie werden auch nicht allein den Frauen zugeschrieben.

Die Wertschätzung oder Ablehnung der Wechseljahre ist kulturabhängig: In einem Kulturkreis, in dem die Rolle der Frau im Wesentlichen auf das Gebären und Aufziehen von Kindern beschränkt ist, wird die Menopause das Selbstwertgefühl einer Frau stark erschüttern. In Kulturkreisen im Nahen und Fernen Osten, in denen das Ende der fruchtbaren Periode mit einer Erhöhung des gesellschaftlichen Status verbunden ist, wird die Menopause von den Frauen regelrecht herbeigesehnt. Dauer, Häufigkeit und Intensität der Beschwerden sind zudem schichtabhängig: In den sozial besser gestellten Schichten wird die Menopause als ein weniger kritisches Ereignis betrachtet als in den sozial unteren Schichten. Entsprechend unterschiedlich fallen die Beschwerden aus.

Unsere westliche Welt betrachtet Frauen in den Wechseljahren oft als unsexy und unattraktiv – als »Neutrum«. Frauen anderer Länder machen zum einen vielleicht nicht so viel Aufhebens um Jugend und Jung-Sein, zum anderen gibt es dort kaum die glitzernde Scheinwelt aus Glanz und Glamour, in der nur Schönheit, zu Gerippe abgemagerte Körper, faltenlose Gesichter und die High Society u. Ä. zählen. Während hier ältere Frauen gerne auf ein gesellschaftliches Abstellgleis geschoben werden, markieren dort Klimakterium und Menopause den Eintritt in eine höhere gesellschaftliche Stellung der Frau. Erstaunlich – oder eigentlich auch nicht: Frauen aus solchen Kulturkreisen klagen vergleichsweise wenig über Wechseljahrbeschwerden. Ein Blick über den eigenen »Kulturen-Rand« tut gut! Wie geht man in anderen Ländern, Kulturen mit den Wechseljahren um?

Das Älterwerden in Indonesien wird hoch geschätzt und verehrt. Indonesierinnen haben wesentlich seltener mit Wechseljahrbeschwerden zu kämpfen als Frauen im Westen. In Mexiko gilt das Alter ebenfalls als sehr positive Lebensphase. Mexikanerinnen suchen nur selten wegen Wechseljahrbeschwerden ärztliche Hilfe auf. Japanerinnen klagen kaum über menopausale Beschwerden, vor allem kaum über Hitzewallungen, sie leiden eher an Kopfschmerzen und Versteifungen der Schultern. Möglicherweise unterdrücken sie ihre Beschwerden aufgrund gesellschaftlicher Konventionen? Vielleicht auch als Folge der immer stärkeren Orientierung an westlicher Ernährung, Kultur und Medizin klagen heute auch die Japanerinnen vermehrt über derartige »westliche« Wechseljahr-Symptome. In den USA markiert die Menopause den Beginn des Alterns, das sehr negativ gesehen wird. Schwarze Amerikanerinnen bewältigen das Klimakterium erfahrungsgemäß leichter: Vielleicht weil sie das Älterwerden mit sexueller Reife gleichsetzen. Erst nach der Menopause dürfen die Frauen der Cree-Indianer in Kanada ihre schamanischen und heilenden Fähigkeiten ausüben. Eine Studie an Bewohnerinnen der Insel Evia in Griechenland ergab nur sehr wenige typisch menopausale Beschwerden. Auch hielten sich die negativen Erwartungen an diese Lebensphase in sehr engen Grenzen. In einigen Kulturen *Afrikas* bedeutet die Menopause einen höheren Status für die Frau, die dann die Jüngeren bei der Arbeit beaufsichtigen und kommandieren darf. Die Kung-Frauen in Botswana sehen in der Menopause eine sexuelle Befreiung. Bei den Bantufrauen in Afrika und auch bei den Rajputfrauen in Rajastan gelten Frauen nach der Menopause nicht mehr als »unrein«; das Ende der Blutungen wird dort als eine absolute Befreiung gefeiert, als ein großer Schritt nach oben in der sozialen Hierarchie. Eine deutsche Studie widmete sich dem Vergleich prämenopausaler Frauen in Deutschland und Papua-Neuguinea. Fazit der Autoren: »Das Konstrukt ›Menopause‹ der westlichen Kultur ist in der Dritten Welt nicht anzutreffen. Der Wahrnehmung und den Vorstellungen von Krankheit und Gesundheit liegen kulturell produzierte Muster zugrunde.«[4]

»Wechseljahre? Her damit!«, titelte das *Time Magazine*

Ein Wechsel in Sachen Wechseljahre? Man könnte es fast glauben, angesichts mancher aktueller Studien, diverser Zeitungsartikel und natürlich: angesichts vieler Aussagen von Frauen, die sich vor oder in den Wechseljahren befinden. Der Mythos der Wechseljahre – entzaubert?

Dr. Sherry Sherman, Programmleiterin am National Institute on Aging's Study of Women's Health Across the Nation in Bethesda, USA, befragte über 3300 Frauen im mittleren Lebensalter zu ihrem Umgang mit den Wechseljahren, mit dem Älterwerden allgemein. Sie kommentiert das Studienergebnis wie folgt: »Die Wechseljahre können Sie getrost als die lukrativste Krankheitserfindung des letzten Jahrhunderts bezeichnen. Wenn man sich gesunde Frauen anschaut, ist die Menopause beinahe ein Nicht-Ereignis [...], bei dem eben die Periode aufhört. Das ist alles.«[5]

Von Frauen, die die Wechseljahre hinter sich haben oder sich bewusst sind, dass sie gerade durch diesen Prozess gehen, sagten über 60 Prozent, dass sie sie »sehr gut« bewältigen oder bewältigt haben, während 27 Prozent »ziemlich gut« sagten. Nur 10 Prozent meinten, dass sie die Wechseljahre »nicht gut« bewältigt haben oder bewältigen. Gefragt, ob die Lebensqualität von Frauen sich nach der Menopause verbessert oder verschlechtert, antworteten 55 Prozent, sie verbessere sich, 12 Prozent sagten, es mache keinen Unterschied, 15 Prozent antworteten »Ich weiß nicht« und nur 18 Prozent gaben an, dass sie sich verschlechtere. Aber – wer sind die Frauen, die eine Verringerung der Lebensqualität erfuhren? Erstens sind es Frauen, die bereits unter anderen Stressfaktoren in ihrem Leben leiden und/oder depressiv sind. Raucherinnen und übergewichtige Frauen berichten ebenso über ernstere Symptome. Es gibt ebenfalls ethnische Unterschiede. Afrikanische Amerikanerinnen berichten über mehr Hitzewellen und nächtliche Schweißausbrüche, aber sie haben eine positivere Einstellung den Wechseljahren gegenüber. Asiatische Frauen klagen mehr über Muskelsteifheit als über Hitzewellen und sehen die Menopause negativer.

Was Attraktivität und sexuelle Anziehungskraft angeht, sagte Dr. Gloria Bachmann, Direktorin des Women's Health Institute an der Robert Wood Johnson Medical School in New Jersey: »Heutzutage ist eine Frau in den Wechseljahren immer noch sehr sexy, sehr vital und definitiv nicht alt. Sie hat eine ganze Menge Leben noch vor sich – im Durchschnitt 35 Jahre.«[6]

Eine Studie mit 57 Frauen nach der Menopause, die über fünf Jahre lang untersucht wurden, zeigte Judith Gerber von der University of Vermont zufolge, dass körperliches Fitness-Training der einzige Faktor war, der einen andauernden positiven Effekt auf das Sexualleben hatte. Training erhöht die Blutzufuhr im Genitalbereich, was die Fähigkeit zum Orgasmus steigert. Generell kann gesagt werden, dass Frauen, die vor der Menopause ein befriedigendes Sexualleben hatten, im Allgemeinen auch ein befriedigendes Sexualleben nach der Menopause haben. Eine andere Studie fand heraus, dass Frauen zwischen 50 und 65 über ein Gefühl höchster Erfüllung berichteten. »Sie haben keine Angst mehr vor einer Schwangerschaft, die Kinder sind erwachsen und die Frauen sind in ihrer Karriere und in ihren Beziehungen etabliert. Sie wissen, wer sie sind«[7], sagt Dr. Wolf Utian, Gründer der North American Menopause Society. Die beste Art und Weise, mit den Wechseljahren umzugehen, ist nach Carolyn Scott Brown, Koautorin von *The Black Women's Guide to Menopause*, sie mit »Haltung« zu begrüßen.

Noch mehr gute Nachrichten von den Wechseljahren: Sie waren dem amerikanischen Nachrichtenmagazin *Time* 2005 sogar eine Titel-Story wert: »Wechseljahre? Her damit!« lautete der Aufmacher. Die Wechseljahre wurden erstmals nicht mehr als eine Phase des Verfalls beschrieben, sondern als ein Geschenk. Frauen der »Baby-Boomer-Generation« seien sich im Gegensatz zu ihren Müttern darüber im Klaren, welche Chancen und Möglichkeiten diese Zeit bieten könne. Dank besserer Ausbildung, höherer Einkommen und der Erfahrung mit verschiedenen Rollen im Leben entdeckten mehr und mehr Frauen, dass es keine bessere Zeit für sie im Leben gibt als die der »Midlife-Crisis«.

Diese Generation mache Schluss mit dem Klischee, dass das Leben von Frauen mit der letzten Blutung zu Ende geht, schreibt die Zeitschrift: »Was die Wechseljahre wirklich bedeuten: Freiheit!« Das Klimakterium bringe wesentlich weniger körperliche als seelische und spirituelle Aspekte mit sich. Wie diese Freiheit aussieht, sei für jede Frau anders. Zitat aus dem *Time-Magazin*: »Sie tun all das, was sich ihre Mütter noch nicht trauten: Sie kündigen den Job, lernen etwas Neues, machen sich selbstständig, renovieren ihre Partnerschaft oder geben sie auf, erfüllen sich ihre Träume, leben gesund, bleiben in Form und in Bewegung.«[8]

»Endlich frei sein für sich selbst. Wir sind die Generation, die weiter in sich investiert. Wir akzeptieren nicht, was sich Ärzte für uns zurechtlegen«, wird eine Mittvierzigerin zitiert. Männer wachen mit 45 auf und sagen: »Ach, du liebes bisschen, ich bin ja keine 18 mehr!« Für die Zeit danach haben sie keinen Plan. Bei Frauen ist das anders, denn ihr Körper hält sie stets über seine altersgemäßen Entwicklungen auf dem Laufenden. Und deswegen starten sie in dieser Zeit noch mal richtig durch.«[9]

»Ich hab 'ne Menge Probleme mit dem Schwitzen. Und hin und wieder schlaf ich ganz furchtbar schlecht. Und einen Durchhänger hab ich auch öfters mal. Aber ansonsten geht's mir ziemlich – jugendlich sozusagen. Ich find da keine Schublade, in die ich reinpassen könnte. Und da bin ich sicher nicht die einzige.« (Kirsten, 45 Jahre)

»Meistens überfallen uns die Wechseljahre nicht, sie schleichen sich an. Wer sich fragt, ob er drin ist, ist es meistens. Auf einmal wirst du sentimentaler, flennst bei traurigen Filmen, und Dinge, die dich früher nicht berührt haben, machen dir so richtig zu schaffen. Du schläfst nicht mehr so gut wie früher, liegst wach und denkst vor dich hin. Die Haare wandeln sich in Richtung nichtssagendes Grau, die Figur ändert sich – nein, man könnte nicht sagen, dass das Alter attraktiver macht. Männer schätzen dich auf einmal, weil du so prima backen kannst und nicht weil du so knackig bist ... Und da wundert frau sich, dass so viele in den Wechseljahren Depressionen kriegen? Aber: Du kannst viel tun. Du alterst, aber wie, das bestimmst immer noch du. Gegen PMS kann dir Ausdauersport helfen, auch gegen die sich verändernde Figur. Mach dich kundig – werde zum Spezialisten für deine Beschwerden. Mach dich hübsch – alt werden heißt nicht, altmodische Klamotten zu tragen. Sei gut zu dir – viele von uns haben jahrelang nur für andere gearbeitet und gelebt. Jetzt bist du dran. Und akzeptier dich so wie du bist. Und ... es besteht immer noch eine gute Chance, dass du von all dem nichts merkst und die Wechseljahre nicht empfindest.« (Elke, 56 Jahre)

»Ich hab mich mal mit 30 alt gefühlt. Jetzt bin ich über 50 und fühle mich prächtig! Es gibt Dinge, die fallen mir schwerer, es gibt aber auch vieles, das ich heute besser kann. Vor allem kann ich heute viel besser mal konsequent Nein sagen. Ich weiß, was ich will und was ich nicht will, setze es auch durch, lasse mir kein schlechtes Gewissen einreden. Das entspannt ungemein. Und – ganz wichtig – ich schaffe es, dabei meistens gelassen zu bleiben. Das war früher anders, da explodierte ich schon wegen Kinkerlitzchen. Ich fühle mich heute mit 52 besser, freier und glücklicher als je zuvor.« (Heidemarie, 52 Jahre)

Aus der Balance –
verfrühte Wechseljahre

Bei manchen Frauen kommt es zu einem frühzeitigen Eintritt in die Wechseljahre. Der Vorrat an Eibläschen in den Eierstöcken geht – aus unterschiedlichen Gründen – zu Ende bzw. es tritt ein »Sistieren der ovariellen Funktion« (d. h. ein Einstellen der Eierstock-Funktion) auf, und damit nimmt die Hormonproduktion in den Eierstöcken Schritt für Schritt ab. Der Körper produziert nun nicht mehr regelmäßig eine reife Eizelle, der Eisprung bleibt öfter aus und die Fruchtbarkeit nimmt ab. Von verfrühten, vorzeitigen oder prämaturen Wechseljahren bzw. vom Klimakterium präcox sprechen Medizinerinnen und Mediziner dann, wenn die Menopause (letzte Blutung) vor dem 40. oder, je nach Definition, 35. Lebensjahr eintritt. Analog zu den USA, wo es die »Early Pausers« gibt – also jene Gruppe von Frauen, die vor dem 45. Lebensjahr, also früh, in die Menopause gleiten –, kann man auch hierzulande durchaus von »frühen Wechseljahren« in diesem Alterszeitraum sprechen. Was »zu früh« ist, ist immer auch eine subjektive Einschätzung. Manche Frauen sind fast froh und erleichtert, wenn sich das Ende der Blutungen mit 45 Jahren abzeichnet, andere Frauen sind geschockt, fühlen sich alt und aufs Abstellgleis geschoben, wenn ihnen eröffnet wird, sie stünden mit 45 knapp vor der Menopause.

»Meine beste Freundin lachte nur, als ich ihr von meiner Diagnose ›verfrühte Wechseljahre‹ berichtete. Sie meinte: ›Sei doch froh! Ich beneide dich: keine Tampons mehr, keine Blutung mehr mitten im Urlaub, keine Pille mehr jeden Morgen, Sex wann immer du willst … Ich möchte das auch!‹ So dumm es klingt: Diese paar banalen Sätze haben mir mehr geholfen als alles andere. Oft musste ich vor einer nahenden Hitzewallung in der Nacht an meine Freundin denken und an ihre augenzwinkernde Analyse, dass ich mir ja nun sozusagen ein Heizkissen ersparte … Dann musste ich fast lachen, und alles war nur mehr halb so schlimm.« (Kordula, heute 37 Jahre)

Den Wortsalat Wechseljahre (frühe Wechseljahre, verfrühte Wechseljahre …) haben wir ja bereits angesprochen – das Begriffschaos ist für die Betroffenen nur schwer durchschaubar. Oft werden die Begriffe

»Klimakterium präcox« und »vorzeitige Wechseljahre« synonym mit dem Begriff »prämature Ovarialinsuffizienz« (engl. *Premature ovarian failure,* POF) verwendet. POF als Oberbegriff dürfte sich nun international durchsetzen (siehe auch Gespräch mit Prof. Ortmann, S. 53 ff.), vor allem wegen der Komplexität des Krankheitsbildes, das auch andere Organe mit betreffen kann, sowie aufgrund der Tatsache, dass bei der Diagnose POF auch spontane Schwangerschaften möglich sind. Manche Mediziner sprechen bei einer POF von einer »ernst zu nehmenden endokrinen Erkrankung, die neben iatrogenen [iatrogen = durch ärztliche Behandlung ausgelöst] Ursachen wahrscheinlich meist auf genetische und/oder immunologische Phänomene zurückzuführen ist. Das POF hat Auswirkungen auf die Fertilität der betroffenen Patientinnen sowie auf weitere endokrinologische Probleme [...]. Es müssen mögliche Ursachen abgeklärt werden, da sich diese Ursachen ggf. systematisch auf andere Organe, auf die Gesamtgesundheit oder die Nachkommen auswirken können. Häufig werden allerdings diese Ursachen im Ungenauen bleiben.«[10]

Vorzeitige Menopause – ein neues Phänomen?

Im Gespräch mit Prof. Dr. med. Olaf Ortmann, Direktor der Klinik für Frauenheilkunde und Geburtshilfe der Universität Regensburg am Caritas-Krankenhaus St. Josef

Sigrid Sator: Ein kleiner Blick über den Tellerrand zeigt: In vielen anderen Ländern und Kulturen wird über die Wechseljahre viel offener gesprochen bzw. ist diese Lebensphase ausgesprochen positiv besetzt. Hierzulande, im deutschen Sprachraum ist das völlig anders. Warum?
Prof. Ortmann: Grundsätzlich ist das Klimakterium in westlichen Ländern überwiegend negativ besetzt. Es wird mit Altern, mit dem Verlust von Weiblichkeit, dem Verlust von gesellschaftlichen und familiären Aufgaben sowie der Attraktivität verbunden. In einigen anderen Ländern ist das Klimakterium im Sinne seiner Wortwurzel »Klimax« = »Höhepunkt« mit besonderer Wertschätzung verbunden. Es ist somit nicht erstaunlich, dass auch das Klimakterium präcox in westlichen Ländern nicht positiv besetzt ist. Tabuisiert ist es meiner Ansicht nach nicht. Gerade in Deutschland ist

es typisch, dass sehr wenig über dieses Phänomen und seine gesundheitlichen Auswirkungen bekannt ist. Dies trifft sowohl auf Frauen und Ärzte als auch auf die öffentliche Wahrnehmung zu. Und wenn Sie fragen, warum das so ist: Es wird einfach zu wenig aufgeklärt, leider.

Sigrid Sator: Sind vorzeitige Wechseljahre denn eigentlich ein »neues Phänomen« unserer Zeit? Oder gab es das vielleicht schon immer?

Prof. Ortmann: Dieses Phänomen hat es schon immer gegeben.

Sigrid Sator: Warum existieren weltweit gesehen so verwirrend viele Definitionen für verfrühte Wechseljahre, warum gibt es keine einheitliche Regelung?

Prof. Ortmann: Der Begriff, der sich international durchsetzt und die Situation am besten charakterisiert, ist Premature ovarian failure, auch POF genannt. Die Altersgrenze wird unterschiedlich angegeben. Einige Autoren legen diese beim 35. Lebensjahr, andere beim 40. Lebensjahr fest. In der Praxis setzt sich mehr das 40. Lebensjahr durch.

Sigrid Sator: Ähnlich schwanken auch die Mutmaßungen bzw. Schätzungen, wie viel Prozent der Frauen von einem echten Klimakterium präcox betroffen sind.

Prof. Ortmann: Ja, die Prozentangaben variieren stark. Das hat sehr unterschiedliche Ursachen. Dies betrifft die Zuverlässigkeit der untersuchten Kollektive, deren Langzeitbeobachtung sowie wie die unterschiedlich angesetzte Altersgrenze. Realistisch sind Zahlen von 0,1 Prozent für eine prämature Menopause bis zum Alter von 30 und 1 Prozent bis zum Alter von 40 Jahren. Jährliche Inzidenzraten [die Inzidenzrate ist die Anzahl der Neuerkrankungen = Inzidenz dividiert durch die Individuenzahl; das entspricht dem relativen Risiko] pro 100 000 Frauen liegen bei 10 für die Altersgruppe von 15 bis 29 Jahren, bei 76 für die Altersgruppe von 30 bis 39 Jahren.

Sigrid Sator: Sie beschäftigen sich seit rund 20 Jahren mit diesem Thema. Wie beraten und behandeln Sie Frauen, die sozusagen »dazwischen« liegen, zum Beispiel eine 41-Jährige mit ausgeprägten Wechseljahrbeschwerden?

Prof. Ortmann: Eine Frau, die vor dem 45. Lebensjahr die Menopause hat, würde ich mit einer Hormonersatztherapie bis zum ca. 50. Lebensjahr behandeln.

Sigrid Sator: Welche Ursachen hat ein früher Eintritt in die Wechseljahre?

Prof. Ortmann: Die Ursachen für eine prämature Ovarialinsuffizienz können numerische und strukturelle Anomalien der Geschlechtschromosomen sein, z. B. das Ullrich-Turner-Syndrom, das Triple-X-Syndrom, ein Androgen-Rezeptordefekt, Verlust eines Chromosomarmes, Ringbildung, Translokation und andere. Weitere Gründe sind Autoimmunerkrankungen, Enzymdefekte, das sogenannte Syndrom der gonadotropinresistenten Ovarien [Gonadotropine sind Hormone, welche die Keimdrüsen stimulieren. Die Gonadotropine FSH, LH, Prolaktin und das humane Menopausengonadotropin hMG werden im Hypophysenvorderlappens gebildet und von dort in die Blutbahn abgegeben]. Die idiopathische [idiopathisch = ohne bekannte Ursache bzw. selbstständiger Krankheitszustand] vorzeitige primäre Ovarialinsuffizienz ist eine Ausschlussdiagnose. Bei diesen Fällen findet man keine eigentliche Ursache. Bei bestimmten medizinischen Behandlungen kann es zu einer prämaturen Ovarialinsuffizienz kommen. Dazu gehören beispielsweise ionisierende Strahlen, eine Chemotherapie oder auch Operationen, bei der große Teile bzw. der ganze Eierstock oder die Eierstöcke entfernt werden müssen.

Sigrid Sator: Besteht ein Zusammenhang mit der Tatsache, dass nun immer mehr Frauen ihre Kinder später bekommen?

Prof. Ortmann: Nein, es besteht kein Zusammenhang. Allerdings ist bei Frauen ab dem 35. Lebensjahr aufgrund gewisser Einschränkungen der Eierstockfunktion der Eintritt einer Schwangerschaft seltener. Und manche Frauen erfahren erst von den vorzeitigen Wechseljahren, weil sie nicht schwanger werden, obwohl der Wunsch danach besteht.

Sigrid Sator: Besteht ein Zusammenhang mit der im Vergleich zu früher größeren Anzahl an Chemotherapien?

Prof. Ortmann: Eine Chemotherapie kann zu einer irreversiblen Schädigung von Keimzellen und auch hormonproduzierenden Zellen in den Eierstöcken führen. Bestimmte Chemotherapien tun dies besonders. Hervorzuheben von diesen Substanzen sind sogenannte Alkylantien. Derzeit erforscht man, wie ein Fertilitätserhalt bei Frauen, die sich einer Chemotherapie unterziehen müssen, möglich ist.

Sigrid Sator: Welche Rolle spielen Umwelteinflüsse, insbesondere Schadstoffe oder Fehl- bzw. Mangelernährungen?

Prof. Ortmann: Zu den Umwelteinflüssen gehört z. B. Nikotinabusus, also Nikotinmissbrauch. Es ist bekannt, dass die Menopause bei Frauen zwischen 44 und 53 Jahren, die 10 Zigaretten pro Tag oder mehr rauchen, deutlich früher eintritt als bei Nichtraucherinnen. Dies wird auf sogenannte polyzyklische aromatische Kohlenwasserstoffe zurückgeführt. Schädigende Wirkungen von einigen Chemikalien sind bekannt. Zur Ernährung ist zu sagen: Eine Fehl- bzw. Mangelernährung führt zu einem späteren Eintritt der Menarche und kann auch zu einem früheren Auftreten der Menopause führen, dies insbesondere bei Unterernährungen bzw. einem sehr geringen Fettgehalt im Essen.

Sigrid Sator: Welchen Einfluss hat die Pille auf den Eintritt des Klimakteriums?

Prof. Ortmann: Die Pille verursacht nicht den vorzeitigen Eintritt der Menopause. Wenn die Pille abgesetzt wird, beeinflusst sie nicht mehr die Funktion der Eierstöcke. Man kennt ein Ausbleiben der Regel nach Absetzen der Pille. So etwas tritt aber meistens bei denjenigen Frauen auf, die schon eine vorhandene Störung der Eierstockfunktion haben. Das sind keine vorzeitigen Wechseljahre. Auch eine Störung der Eierstockfunktion, die mit einem frühen Ausbleiben der Regel verbunden ist, weil beispielsweise kein Eisprung stattfindet, würde man nicht als vorzeitige Wechseljahre bezeichnen.

Sigrid Sator: Gibt es Familien, in denen eine vorzeitige Menopause gehäuft vorkommt?

Prof. Ortmann: Anamnestisch findet man familiäre Häufungen. Dafür gibt es eine Reihe von Gründen, z. B. die oben angegebenen Anomalien von Chromosomen oder die familiäre Häufung von bestimmten Erkrankungen wie z. B. eine Autoimmunerkrankung, die mit Ovarialinsuffizienz verbunden sein kann.

Sigrid Sator: Es gibt auch Hypothesen, wonach stark leistungsorientierte Frauen, die beruflich und/oder privat unter großem Stress stehen, um ein Vielfaches gefährdeter sind, früher in die Wechseljahre zu kommen. Was meinen Sie zu derartigen Vermutungen?

Prof. Ortmann: Stress kann tatsächlich zu einer hypothalamischen Amenorrhö [= Ausbleiben der Regel] führen, d. h. hier wird die Ovarialinsuffizienz durch eine gestörte Funktion der Hypothalamus-Hypophysen-Einheit verursacht. Dies bedingt eine verminderte Sekretion von Gonadotropinen, was wiederum die Eierstöcke nicht zur Produktion von Hormonen bzw. zur Entwicklung von Follikeln stimuliert. Diesen ursächlichen Zusammenhang bezeichnet man allerdings nicht als prämature Menopause bzw. prämature Ovarialinsuffizienz.

Sigrid Sator: Was ist die Ursache für vorzeitige Wechseljahre auf rein körperlicher Ebene?

Prof. Ortmann: Derzeit forscht man intensiv an den Ursachen der Erschöpfung der Follikelreserve, die bei Frauen, die eine prämature Menopause erfahren, deutlich früher erfolgt. Hier kommen molekulare Ursachen in Betracht, die heute noch nicht im Einzelnen geklärt sind.

Sigrid Sator: Zeigen Frauen mit vorzeitigen Wechseljahren auch früher körperliche Alterssymptome?

Prof. Ortmann: Ja, denn die Eierstockfunktion hat aufgrund der Bildung von Östrogenen erhebliche Bedeutung für viele Organe im Körper der Frau. Östrogene wirken im gesamten Körper! Es gibt kaum ein Gewebe, welches keine Östrogenrezeptoren enthält. Zu den wichtigen Organen gehört das Skelettsystem. Hier kann beispielsweise ein vorzeitiges Ausbleiben der Eierstockfunktion zu einer Osteoporose führen. Auch das Herz-Kreislauf-System kann im arteriellen Schenkel [= Teil des Reizleitungssystems des Herzens] Erkrankungen entwickeln, d. h. Arteriosklerose oder koronare Herzkrankheiten. Hier haben Östrogene einen schützenden Effekt vor diesen Erkrankungen. Weitere Organe, die wesentlich beeinflusst werden, sind z. B. der Urogenitaltrakt, die Haut und das Gehirn. Bei Frauen mit prämaturer Menopause ist es von besonderer Bedeutung, dass auch die Androgenproduktion niedrig ist. Gewisse Konzentrationen von männlichen Hormonen sind beispielsweise für die psychische Befindlichkeit und Libido wichtig. Grundsätzlich gilt: Die idiopathische prämature Ovarialinsuffizienz lässt sich nicht aufhalten. Allerdings gibt es natürlich – basierend auf den oben dargestellten Ursachen – verschiedenste Möglichkeiten, eine prämature Ovarialinsuffizienz zu vermeiden, beispielsweise in der Behandlung von Autoimmunerkrankungen oder auch durch Vermeidung von exogenen Einflüssen.

Sigrid Sator: Wann besteht der begründete Verdacht auf vorzeitige Wechseljahre?

Prof. Ortmann: Immer wenn eine sekundäre Amenorrhö auftritt, muss auch die Differentialdiagnose der vorzeitigen Menopause ausgeschlossen werden. Als sekundäre Amenorrhö bezeichnet man ein Ausbleiben der Regelblutung länger als drei Monate, nachdem schon regelmäßige Zyklen stattgefunden haben.

Sigrid Sator: Und wie stellt man dann die vorzeitigen Wechseljahre eindeutig fest?

Prof. Ortmann: Durch Hormontests. Das frühe Ausbleiben der Regelblutung in Kombination mit niedrigen Werten von Östradiol sowie erhöhten

Werten von FSH (follikelstimulierendem Hormon) kann die Diagnose sichern. Die Hormonwerte sollten allerdings mehrfach überprüft werden, bevor die Diagnose definitiv gestellt wird. Es kommt nicht selten vor, dass die Ovarialfunktion sogar wieder eintritt. Natürlich sollte beim Stellen der Diagnose eine umfangreiche Untersuchung durchgeführt werden. Dazu gehört eine ausführliche Anamnese, eine gynäkologische Untersuchung, Untersuchungen im Hinblick auf Autoimmunerkrankungen und gegebenenfalls eine Chromosomenanalyse. Wenn es für die Betroffene wichtig ist, eine Aussage im Hinblick auf die Fertilität, also die Fruchtbarkeit zu erhalten, kann man eventuell einen Gonadotropintest durchführen, um zu überprüfen, ob noch eine ovarielle Restfunktion vorhanden ist.

Sigrid Sator: Kann man vorzeitigen Wechseljahren vorbeugen?

Prof. Ortmann: Im Rahmen von medizinischen Behandlungen kann man heute bei Operationen beispielsweise so vorgehen, dass die Hormonproduktion in den Eierstöcken erhalten bleibt. Dies ist natürlich nicht in jedem Fall möglich, aber sehr häufig. Sogar bei Chemotherapien gibt es heute verschiedene Methoden zum Fertilitätserhalt.

Sigrid Sator: Lassen sich vorzeitige Wechseljahre aufhalten?

Prof. Ortmann: Grundsätzlich ist dies nicht möglich. Falls allerdings eine bestimmte Erkrankung, z. B. eine Autoimmunerkrankung, vorliegt, die behandelt werden kann, kann das Fortschreiten der eingeschränkten Eierstockfunktion aufgehalten werden. Grundsätzlich sollten alle betroffenen Frauen eine Hormonersatztherapie mit Östrogenen und Gestagenen erhalten. Häufig benötigen sie auch einen niedrig dosierten Zusatz von Androgenen. In Letzterem kann sich die Therapie von der Hormonersatztherapie in und nach den Wechseljahren unterscheiden.

Sigrid Sator: Muss man sich im Falle einer prämaturen Menopause auf jeden Fall von einem möglichen Kinderwunsch verabschieden?

Prof. Ortmann: Im Großen und Ganzen kann dies mit Ja beantwortet werden. Allerdings gibt es immer wieder Einzelbeispiele, wo es auch nach Jahren erneut zu Ovulationen kommt und eine Schwangerschaft eintritt. Insofern kann man den Betroffenen sagen, dass es zwar nicht gänzlich ausgeschlossen ist, aber nur in Ausnahmefällen eine Schwangerschaft eintritt. Wenn es sich wirklich um vorzeitige Wechseljahre handelt, ist es eigentlich nicht mehr möglich, zu einem eigenen Kind zu kommen. Da bleibt nur der Weg einer Adoption oder einer Eizellenspende, die in Deutschland und vielen anderen europäischen Ländern aber verboten ist.

Sigrid Sator: Was ist aus Ihrer 20-jährigen Praxis heraus eigentlich das Belastendste bei der Diagnose »vorzeitige Wechseljahre«?

Prof. Ortmann: Mit einer prämaturen Ovarialinsuffizienz ist eine Reihe von belastenden Dingen verbunden. Für die Patientin kann dies bedeuten, dass ein Kinderwunsch nicht erfüllt werden kann. Des Weiteren kann das Auftreten einer prämaturen Ovarialinsuffizienz in frühen Lebensjahren zu entsprechenden organischen Störungen wie Osteoporose und zum vorzeitigen Altern anderer östrogenabhängiger Organsysteme führen. Für die Betroffene ist – abhängig vom Lebensalter – sehr häufig ein Minderwertigkeitsgefühl das Belastendste.

Was sind die Ursachen?

»Warum ich? Warum ausgerechnet ich? Das war die erste Frage, die mir in den Sinn schoss, als ich die Diagnose ›Wechseljahre‹ bekam. Um sie kreiste mein ganzen Denken und Fühlen in den nächsten Tagen. Dazu kamen dann noch die bohrenden Fragen: Was war der Grund dafür? Was war der Auslöser? Hätte ich es verhindern können? War es meine Schuld?« (Annelie, 43 Jahre)

Medizinerinnen und Mediziner teilen die Ursachen für verfrühte Wechseljahre meist in zwei Kategorien: Entweder ist die Funktion der Eierstöcke gestört oder die Eizellen werden beschleunigt abgebaut.

Induzierte (= eingeleitete, ausgelöste) verfrühte Wechseljahre
Verfrühte Wechseljahre können durch folgende Faktoren ausgelöst werden:
• eine Chemotherapie oder Strahlenbehandlung,
• eine operative Entfernung der Gebärmutter und / oder der Eierstöcke,
• genetische Ursachen,
• Stoffwechsel- und Autoimmunerkrankungen.

Bei einigen Frauen ist die Menopause eine Nebenwirkung einer Behandlung bestimmter Krankheiten. Ein häufiger Grund ist beispielsweise die *Entfernung beider Eierstöcke (Ovarektomie)*, ein anderer, wenn die Eierstöcke zum Beispiel durch eine Chemotherapie oder eine Strahlenbehandlung gegen Krebs geschädigt werden. Die *Entfernung der Gebärmutter (Hysterektomie)* verursacht selbst keine Menopause, wenn die Eierstöcke erhalten bleiben. Bekannt sind ferner *genetische Ursachen*, die auf Veränderungen verschiedener Chromosomen zurückzuführen sind. Zudem können *Autoimmunkrankheiten* bewirken, dass der Körper Abwehrstoffe produziert, die die Funktion der Eierstöcke blockieren. Beispiele dafür sind rheumatoide Arthritis und Nierenifsuffizienz. Das Ende der Regelblutung wird dann als »induzierte« (also eingeleitete oder ausgelöste) Menopause oder »künstliche« Menopause bezeichnet. Frauen mit induzierter Menopause erleben oft dieselben Beschwerden wie Frauen mit natürlicher Menopause und können natürlich auch viel jünger sein!

Folge einer Chemotherapie oder Strahlenbehandlung

Strahlen- oder Chemotherapien zur Krebsbekämpfung können unter Umständen auch die Eierstöcke bzw. Follikelreserven zerstören oder deren Funktion beeinträchtigen. Ob und wie stark dies eintreten wird, hängt von vielen Faktoren ab:

- *Alter:* Je jünger die Patientin ist, umso größer sind die Chancen, dass genügend Eizellen unversehrt bleiben; manchmal kommt es zu einer vorübergehenden Eierstock-Schwäche, die sich aber nach der Strahlen- oder Chemobehandlung wieder zurückbildet.
- *Wahl der Medikamente und Dosierung:* Einige bestimmte Medikamente scheinen die Eierstöcke stärker zu schädigen als andere; bekannt sind dabei derzeit vor allem Medikamente, die Alkylantien enthalten. Alkylantien gehören zu den Zytostatika [natürliche oder synthetische Stoffe, die das Zellwachstum hemmen] und sind zelltötende Stoffe. Durch den Einbau einer Alkylgruppe (Alkylierung) in die DNS einer Zelle wird deren Erbgut massiv verändert. Dadurch wird die Zellteilung gehemmt oder die Zelle abgetötet. Angriffspunkte sind vor allem sich schnell vermehrende Zellen. Alkylantien können selbst krebserregend sein. Sie werden bei Lymphomen, Leukämie, Brust- und Lungenkrebs sowie bei Sarkomen noch oft eingesetzt. Besondere Bedeutung haben sie bei der Bekämpfung bösartiger Hirntumore. Eine amerikanische Untersuchung hat gezeigt, dass bei rund der Hälfte der Frauen (im Alter von 35 Jahren und

darunter), die eine Chemotherapie mit entsprechenden Medikamenten hatten, die Menopause eingesetzt hat.

Weitere Faktoren, die einen Einfluss auf die Eierstöcke bzw. Follikelreserven ausüben, sind die Dauer der Behandlung und grundsätzlich die Art der Krebserkrankung

Folge der operativen Entfernung der Gebärmutter und/oder der Eierstöcke

Das ist eine der häufigsten Ursachen vorzeitiger Wechseljahre. Die betroffenen Frauen leiden oft doppelt: Zum einen unter dem operativen Eingriff an sich, zum anderen unter der plötzlichen hormonellen Umstellung. Frauen, bei denen die Eierstöcke entfernt wurden, nennen die dann auftretenden Wechseljahre auch »chirurgische Wechseljahre«.

Genetische Ursachen

In einigen Fällen einer prämaturen Menopause kann die Ursache in einem Defekt des X-Chromosoms liegen; diese genetische Erkrankung wird auch Fragiles-X-Syndrom, Martin-Bell-Syndrom (MBS), Marker-X-Syndrom sowie in der abgekürzten Form als fra(X)-Syndrom genannt. Nach einer britischen Studie erlebten 28 Prozent der untersuchten Frauen mit dieser Erkrankung vorzeitige Wechseljahre.

Das Turner-Syndrom, auch unter den Synonymen Ullrich-Turner-Syndrom (UTS) oder Monosomie X bekannt, ist eine Chromosomenbesonderheit, die nur bei Frauen und Mädchen auftritt. Mädchen bzw. Frauen mit dieser Besonderheit haben lediglich ein funktionsfähiges X-Chromosom statt der üblichen zwei; die Betroffenen erleben meist keine Periode oder aber später alle Anzeichen einer prämaturen Ovarialinsuffizienz.

Stoffwechsel- und Autoimmunerkrankungen

In den USA wird derzeit verstärkt über Autoimmunerkrankungen geforscht, u. a. auch eine Folge der dort wesentlich offener geführten Diskussion über vorzeitige Wechseljahre. In manchen Studien ist sogar die Rede davon, dass zwei Drittel der Fälle von vorzeitigen Wechseljahren mit einer Autoimmunerkrankung zu tun haben. Mit dieser

Bezeichnung ist gemeint, dass sich das körpereigene Immunsystem gegen sich selbst richtet: Irrtümlicherweise bewertet das Immunsystem körpereigenes Gewebe als einen zu bekämpfenden Fremdkörper. Dadurch kommt es zu schweren Entzündungsreaktionen, die zu Schäden an den betroffenen Organen führen.

Die genaue Ursache von Autoimmunerkrankungen ist trotz intensiver Forschung weiterhin unklar. Anerkannte Hypothesen gehen davon aus, dass Autoimmunkrankheiten durch die Kombination von genetischer Disposition mit anderen Faktoren entstehen. Gibt es im Körper der oder des Betroffenen solche genetisch bedingte Faktoren und kommen darüber hinaus ungünstige Umweltfaktoren wie starker Stress, Infektionen oder eine Schwangerschaft hinzu, kann es zum Ausbruch von Autoimmunerkrankungen kommen. Heutzutage sind ca. 60 Autoimmunkrankheiten bekannt, das Spektrum der erkrankten Organe ist sehr groß. Beispiele für Autoimmunerkrankungen sind: Autoimmunhepatitis, chronische Gastritis, Colitis ulcerosa, Diabetes mellitus Typ I, Fibromyalgie, Hashimoto-Thyreoiditis, Morbus Crohn, Morbus Basedow, Multiple Sklerose, Polyarthritis, Psoriasis.

Im Falle einer prämaturen Menopause, die von einer Autoimmunerkrankung verursacht wird, attackiert der Körper fälschlicherweise seine Follikelreserven und/oder eines oder mehrere der den Eisprung regulierenden Hormone. Zum einen scheinen Frauen, die wegen einer Autoimmunerkrankung zu frühe Wechseljahre erleben, häufig auch andere Autoimmunerkrankungen zu entwickeln oder haben sie bereits; zum anderen scheint es nicht ungewöhnlich zu sein, dass eine Frau mit ein oder mehreren Autoimmunerkrankungen auch früher in die Wechseljahre kommt.

Idiopathische (= ohne bekannte Ursache) verfrühte Wechseljahre
In vielen Fällen jedoch bleibt die Ursache für vorzeitige Wechseljahre im Dunkeln. Es gibt einige Faktoren, die einen frühzeitigen Eintritt in die Wechseljahre unterstützen können. Dazu gehören vor allem:
- Rauchen,
- familiäre Häufung: Viele Frauen erleben ihre Menopause ziemlich zeitgleich wie ihre Mütter, Großmütter, Schwestern,
- häufige kurze Menstruationszyklen,

- Diabetes,
- Fehlernährung – Magersucht, Fettsucht – oder vegetarische Ernährung,
- Schilddrüsenerkrankungen.

Bei diesen Faktoren wurde ein gehäuftes Auftreten verfrühter Wechseljahre festgestellt. Da aber die genaue Ursache nicht feststeht, werden auch einige dieser Faktoren kontrovers diskutiert.

Gefährdete Powerfrauen: Stress und Sorgen – die Zykluskiller Nr. 1?

Das ist schon lange keine Neuigkeit mehr: Anhaltender Dauerstress kann neben der psychischen Gesundheit auch die körperliche schädigen und hat eminente Auswirkungen auf den Hormonhaushalt. Einige wissenschaftliche Studien untersuchen demzufolge auch die Auswirkungen von Stress und Dauerstress auf das Klimakterium bzw. ein verfrühtes Klimakterium.

Stressreaktionen werden über das Hypothalamus-Hypophysen-System, d. h. das vegetative/hormonelle System reguliert. Dabei unterscheidet der Körper nicht, ob es sich um positiven Stress (Eustress wie z. B. Freude) oder negativen Stress (Disstress wie z. B. Schmerzen) handelt, die Reaktionskette ist immer dieselbe. Stress bringt den Körper zu einer verstärkten Ausschüttung der Stresshormone Noradrenalin, Adrenalin und Cortisol und weiterer Neurotransmitter. Bei lang andauerndem Stress überreagiert der Hypothalamus, Östrogen wird in Massen freigesetzt, zudem werden die Nebennieren belastet, die dann keine Stress abbauenden Hormone mehr produzieren. Der Körper kompensiert dies, indem er Progesteron in diese Hormone umwandelt, was wiederum den weiblichen Zyklus beeinflussen kann. Viele Studien und Erfahrungsberichte belegen, dass Frauen in Extremsituationen (Zwangshaft, Konzentrationslager u. Ä.) plötzlich keine Menstruation mehr hatten. In puncto vorzeitiger Menopause bedeutet das: Stress kann zu einer hypothalamischen Amenorrhö führen, die wiederum eine Ovarialinsuffizienz verursacht.

Ein Ansatz des Mediziners und Psychotherapeuten Dr. Rüdiger Dahlke vergleicht den Körper von Frauen im vorzeitigen Klimakterium mit einem Motor, dessen Leistungskraft sich bei permanentem

Überdrehen auch zu schnell verbrauche: »Analog dazu kommen Frauen, die zu schnell gelebt haben, früher an die Wechsel- und Umkehrmarke. Allerdings haben sie dabei auch oft viel mehr erlebt und (sich) geleistet. So finden sich darunter nicht selten Jungunternehmerinnen und jedenfalls Frauen, die viel unternommen haben, Erfolgreiche und Neureiche, Karrierefrauen und solche, die Partnerschaft sportlich betrieben und dabei (zu) viel Lebensenergie verbrauchten. Als sie noch Blutungen hatten, waren diese oft (viel) zu stark, sodass auch hier die Verausgabung von Lebensenergie im überreichlichen Verlust des Lebenssaftes deutlich wurde. Das Überforderungssyndrom muss aber nicht aus eigenem Antrieb der betroffenen Frauen entstanden sein, möglicherweise wurden sie auch Opfer einer überfordernden Umwelt, die ihnen keine oder jedenfalls keine ausreichenden Regenerationszeiten und -räume erlaubte. Die Deutung ist einfach, sagt doch die Menopause sehr klar, dass die Hälfte um ist, auch wenn die Betroffene das nicht wahrhaben will. Der Organismus hat sein weibliches Pulver im Hinblick auf Nachwuchs verschossen. Wenn der Wechsel sehr früh einsetzt, kann die Erkenntnis, dass es jetzt für Kinder endgültig zu spät ist, auch den eigentlichen Schmerz der Problematik ausmachen. Demgegenüber sind genauso viele Frauen betroffen, die sich für ihre Kinder erschöpft haben und die sich von der Familie haben auszehren lassen. In beiden Fällen geht es darum, sich auf die Umkehr im Lebensmuster einzustellen und den Heimweg bewusst anzugehen. [...] Die Chance besteht darin, dass die intelligente ausgepowerte Frau, wenn sie mit Schrecken erlebt, dass ›nichts mehr geht‹, daraus die richtigen Schlüsse zieht. Es kann nicht so weitergehen wie bisher, aber sie wird sich natürlich und hoffentlich intensiver, weil auf tieferen Ebenen, weiterentwickeln. Die besondere Gefahr liegt darin, dass der verfrühte Wechsel einseitig als Katastrophe und eben nicht als Umkehrpunkt interpretiert wird.«[11]

Die Anzeichen verfrühter Wechseljahre

Dass sie in die Wechseljahre kommen könnten, bemerken junge Frauen vor allem an ersten Unregelmäßigkeiten des Zyklus; die anderen Begleiterscheinungen wie ein paar Schweißausbrüche, trockene

Augen, unreine Haut, morgendliche Gelenkschmerzen vor allem in den Fingern usw. werden selten in Zusammenhang mit dem möglichen Beginn der Wechseljahre gesehen – klar! Kaum jemand mit 30, 35 oder 40 Jahren kommt von selbst auf diese Idee ... Oft führt auch ein unerfüllter Kinderwunsch die Frauen zum Facharzt bzw. zur Fachärztin – wie traurig, dann hören zu müssen, dass vorzeitige Wechseljahre der Grund sind.

Meist sind es aber die ersten ein bisschen unregelmäßigeren Zyklen, die die Frauen hellhörig machen: Manchmal sind sie einige Monate normal und setzen dann mehrmals aus; oft sind die Blutungen ungewöhnlich stark und/oder die prämenstruellen Symptome ausgesprochen heftig. Bei vielen Frauen machen sich allmählich zudem auch die typischen Wechseljahrbeschwerden bemerkbar: Die ersten Hitzewallungen treten auf, nächtliche Schweißausbrüche und Scheidentrockenheit. Wer solche Symptome bemerkt, sollte auf jeden Fall einen Facharzt aufsuchen. Mittels Hormontest lässt sich eindeutig feststellen, ob wirklich schon Wechseljahre vorliegen. Die ersten und einfachsten Hinweise auf hormonelle Funktionsstörungen lassen sich auch durch das Messen der Morgentemperatur bekommen (mit einem ganz normalen Thermometer; messen Sie am einfachsten unter der Zunge oder auch vaginal oder rektal). Dabei misst man mindestens zwei, besser drei Zyklen lang morgens früh die Aufwachtemperatur; normalerweise sind die ersten 14 Tage ab Periodenbeginn gekennzeichnet durch eine relativ niedrige Temperatur, nach dem Eisprung – sofern einer vorliegt – steigt die Temperatur für 14 Tage an. Bei längeren Zyklen kann es durchaus auch einmal 3 Wochen dauern, bis der Eisprung kommt. Die häufigsten Frühveränderungen des Zyklus sind Gelbkörperhormonstörungen, diese können sich durch Schlafstörungen (meist Durchschlafstörungen) bemerkbar machen.

»Die ersten Wallungen hatte ich während unseres Urlaubs in Rom. Erst viel später wurde mir bewusst, was da abging – ich hatte zunächst alles auf die extremen Temperaturen und die Strapazen der Besichtigungen geschoben. Zu Hause sprach ich mal so nebenbei mit meiner Mutter über diese komischen Hitzegefühle. Sie tippte sofort auf die Wechseljahre, sie hatte sie ja selbst schon relativ früh, mit 37, erlebt. Ich blockte total ab ... Mein Arzt verdonnerte mich zu drei Hormontests im Laufe eines halben

Jahres – dann war es klar: Ich war 36 und mittendrin. Ich nahm mir vor, es so gelassen wie meine Mutter zu nehmen. Ich kann ja doch nichts mehr daran ändern – also, warum ärgern, hadern, verzweifeln? Ich nehme Hormone und damit hat es sich ...« (Katharina, 38 Jahre)

So finden Sie den richtigen Arzt

Um festzustellen, ob Sie in den Wechseljahren sind, suchen Sie sich zunächst den oder die für Sie (!) beste/n Facharzt bzw. -ärztin in Ihrer Nähe. Sollten Sie nur den geringsten Zweifel haben, ob Sie derzeit medizinisch und menschlich in den besten Händen sind, wechseln Sie. Fragen Sie Freundinnen und Kolleginnen nach guten Tipps, recherchieren Sie im Internet, vereinbaren Sie einen ersten Termin – der dann auch der letzte war, wenn Sie fachlich oder aus anderen Gründen nicht hundertprozentig zufrieden waren. Sie brauchen keine Fließband-Sprechstunde, keine 08/15-Behandlung und -Therapie! Sind Sie sich das wert! Als Vorbereitung empfiehlt es sich, alle Anzeichen, Beschwerden, Auffälligkeiten sowie natürlich offene Fragen aufzuschreiben und den Zettel mitzunehmen. Erfahrungsgemäß fällt einem in der entscheidenden Situation das Wichtigste nicht ein ... Nehmen Sie auch alle Laborbefunde der jüngeren Vergangenheit zu Ihrem Erstgespräch mit.

Stellen Sie sich folgende Fragen:
- ☐ Ist die Praxis professionell und gut organisiert?
- ☐ Gibt es lange Wartezeiten trotz Termins?
- ☐ Sind die Öffnungszeiten günstig für Sie?
- ☐ Wie ist die Erreichbarkeit, Parkmöglichkeit, Einrichtung?
- ☐ Fühlen Sie sich in den Räumen wohl?
- ☐ Gibt es ein eigenes Labor oder zumindest eines in der Nähe?
- ☐ Ist das Praxispersonal (Sprechstundenhilfe etc.) nett und bemüht?
- ☐ Verfährt man mit Ihren Fragen (auch telefonisch) diskret oder bekommt jeder in der Praxis alles mit?
- ☐ Welchen Eindruck macht der Arzt / die Ärztin auf Sie?
- ☐ Hat er/sie Zeit für eine gründliche Anamnese?
- ☐ Hat er/sie Zeit für ausführliche Beratungsgespräche?

☐ Ist er/sie offen für Ihre Ängste, Wünsche, Fragen, Anregungen?

☐ Wirkt er/sie vertrauenerweckend, kompetent, sympathisch, einfühlsam?

☐ Fühlen Sie sich ernst genommen?

☐ Liegen Zusatzausbildungen (Pflanzenheilkunde, Homöopathie, Akupunktur u. Ä.) vor?

☐ Fühlen Sie sich bei den körperlichen Untersuchungen den Umständen entsprechend wohl oder gibt es Schmerzen oder starke Gefühle des Unbehagens?

☐ Können Sie Ihre Ärztin / Ihren Arzt oder das Praxis-Team bei dringenden Fragen kontaktieren? Ruft man Sie verlässlich zurück?

Suchen Sie so lange nach »Ihrer« Ärztin oder »Ihrem« Arzt, bis Sie wirklich rundum zufrieden sind; nehmen Sie gegebenenfalls eine längere Anfahrt in die nächste Stadt in Kauf.

Klarheit schaffen – der Hormonstatus gibt Auskunft

Sollten Sie den begründeten Verdacht haben, Sie könnten bereits oder bald in den vorzeitigen Wechseljahren sein (vor allem wegen unregelmäßiger Blutungen, Hitzewallungen, Morgensteife eines oder mehrerer Finger, Scheidentrockenheit, Stimmungsschwankungen u. Ä.), sollten Sie – siehe oben – rasch einen Facharzt oder eine Fachärztin aufsuchen. Was erwartet Sie dort? An das erste, ausführliche Anamnese-Gespräch schließt sich eine gründlich körperliche Untersuchung an, schließlich sollte der Hormonspiegel im Blut untersucht werden. Von Experten empfohlen wird ein Hormonstatus, wenn bei einer Frau unter oder um die 40 die Blutung seit mindestens vier Monaten ausgeblieben ist – dann besteht ein begründeter Verdacht auf vorzeitige Wechseljahre. Berücksichtigt werden muss dabei, ob eine Frau Hormone (Pille u. Ä.) einnimmt oder nicht, da die Resultate unterschiedlich zu bewerten sind. Durch jede Hormoneinnahme bildet sich eine Reihe von weiteren Hormonverbindungen, die biologisch meist inaktiv sind, aber trotzdem manchmal bei der Statuserhebung »mitgemessen« werden; hier könnten falsche Werte ein falsches Bild vorgaukeln. Außerdem wichtig sind der Tag im Zyklusverlauf sowie der Zeitpunkt der Blutabnahme. Wenn der begründete Verdacht auf eine vorzeitige Menopause vorliegt, wird meist zu Beginn des Zyklus (1. bis 5. Tag) eine Bestimmung von FSH durchgeführt.

Beim Hormonstatus kommt es vor allem auf die Hormone LH und FSH an, der Östrogenspiegel allein ist nicht ausreichend für eine sichere Diagnose. Zur Erinnerung: Die Hauptaufgabe des FSH ist die Steuerung der Reifung der Follikel. Die Hauptaufgabe des LH ist das Auslösen des Eisprungs und die Bildung und Stimulierung des Gelbkörpers (der Gelbkörper produziert Östrogene und Progesteron). Auch wenn die direkte Wirkung von FSH und LH nur auf die Eierstöcke erfolgt, ergeben sich durch die Steuerung des Monatszyklus und der Hormonproduktion der Eierstöcke Auswirkungen auf den ganzen Körper. FSH und LH werden von der Hirnanhangsdrüse nicht gleichmäßig, sondern mit einem typischen, sich monatlich wiederholenden Muster ausgeschüttet. Nur so können die Follikelreifung, der Eisprung und die Hormonproduktion, also der gesamte Zyklus der Frau, sinnvoll gesteuert werden.

Der LH-Spiegel steigt während der Wechseljahre auf das 4- bis 5-Fache an, der FSH-Spiegel sogar auf das 10- bis 15-Fache. Der Quotient LH/FSH [er gibt das Verhältnis zwischen den beiden Werten an] sinkt auf 0,7 oder weniger ab. Der FSH/LH-Quotient steigt in den Wechseljahren auf über 1, in der Postmenopause sogar auf über 2. Wenn die Aktivität der Eierstöcke nachlässt, dann erhöht – wie schon erwähnt – das FSH seinen Wert, als wollte das Hormon die Eierstöcke zu mehr Arbeit bewegen. Deswegen ist die Höhe des FSH-Spiegels ein wichtiges und recht verlässliches Kriterium dafür, ob eine Frau in den Wechseljahren ist oder nicht. Besonders bei jungen Frauen, bei denen der Verdacht auf vorzeitige Wechseljahre besteht, ist die FSH-Bestimmung wichtig.

Wichtig: Die Resultate verschiedener Tests können voneinander abweichen! Man muss daher in jedem Fall den angegebenen Referenzbereich (»Normalbereich«) des Tests beachten. Verlaufsuntersuchungen sollte man immer mit dem gleichen Testsystem durchführen. Von Änderungen der Bestimmungsmethode muss das Labor die zuweisenden Ärztinnen und Ärzte informieren.

Häufige Werte für Hormonspiegel während der Wechseljahre sind:
- LH über 15 mU/l
- FSH über 20–25 mU/l
- Östradiol unter 20 pg/ml

Typische Hormonkonstellationen sind:
- FHS erhöht, Östradiol erniedrigt – das ist die klassische Situation des Klimakteriums bzw. der Postmenopause (hypergonadotrope Hypo-östrogenämie). Demnach ist die Frau im Klimakterium bzw. in der Postmenopause. In diesem Fall ist – je nach Alter, Intensität der Beschwerden und Risikofaktoren – eine Substitutionstherapie zu überlegen.
- FSH erhöht, Östradiol ebenfalls erhöht – das ist jene Konstellation, die meistens am Beginn der Wechseljahre auftritt (hypergonadotrope Hyperöstrogenämie). Im Vordergrund steht dabei der Progesteronmangel; an Beschwerden treten vor allem Wasserstau, Gewichtszunahme und Depressionen auf. Hier raten Experten oft zur Gabe von reinem Progesteron.
- FSH normal, Östradiol normal, aber trotzdem treten klimakterische Beschwerden auf. Hier könnte eine Dysfunktion der Schilddrüse vorliegen; sowohl eine Unter- als auch eine Überfunktion können klimakteriumsähnliche Beschwerden hervorrufen.

Aber bedenken Sie: Ein Hormonspiegel ist immer nur eine Momentaufnahme! Die Situation kann ein oder zwei Zyklen später schon wieder völlig anders aussehen. Die Hormonwerte schwanken gerade in den Wechseljahren (besonders am Beginn) sehr stark. Zur sicheren Diagnose ist eine mindestens dreimalige Kontrolle der Werte unter gleichbleibenden Bedingungen notwendig. Der Gynäkologe oder die Gynäkologin sollte bei einer genauen Diagnose auch nach anderen Erkrankungen fragen, die in ihrer Symptomatik den Wechseljahren ähnlich sein können.

Man bestimmt FSH und LH im Blut, wenn folgende Faktoren vorliegen:
- unerfüllter Kinderwunsch bzw. Sterilität,
- Verdacht auf vorzeitiges Klimakterium,
- Anzeichen der Vermännlichung,

- frühzeitig einsetzende Pubertät (Pubertas praecox),
- Verdacht auf eine Funktionsstörung der Eierstöcke. Zeichen einer Ovarialinsuffizienz sind z. B. abnorme Regelblutungen (zu selten, zu häufig, zu lang, zu schwach etc.), abnormer Verlauf der Basaltemperatur, niedrige Östradiol- oder Progesteronspiegel, abnorme Ultraschallbefunde der Eierstöcke.

Man untersucht die FSH- und LH-Spiegel im Blut außerdem
- wenn die letzte Regel bestimmt werden soll,
- zur Bestimmung des Zeitpunktes des Eisprungs (LH-Messung),
- zur Beobachtung bei Fruchtbarkeitsbehandlungen.

Die exakte Ursache einer Funktionsstörung der Eierstöcke lässt sich durch die Bestimmung der FSH- und LH-Spiegel zwar nicht abklären, man kann aber auf diese Weise die wichtige Unterteilung in zwei Gruppen vornehmen:

a) *Primäre Ovarialinsuffizienz = die Störung liegt in den Eierstöcken selbst*

Wenn die Eierstöcke selbst nicht funktionieren und z. B. zu wenige Hormone herstellen, dann werden Hypothalamus und Hypophyse das bemerken und versuchen, die Eierstöcke »anzutreiben«. Also wird vermehrt FSH und LH ausgeschüttet, die FSH- und LH-Spiegel steigen. Die häufigsten Ursachen einer Funktionsstörung der Eierstöcke sind:
- Klimakterium und Postmenopause (ab 1 Jahr nach letzter Regel),
- Autoimmunerkrankungen (vor allem der Schilddrüse),
- Schädigungen beider Eierstöcke (infolge Bestrahlungen oder Chemotherapie),
- beidseitige Virusinfektionen (z. B. bei einer schweren Verlaufsform des Mumps, wenn z. B. auch die Eierstöcke betroffen sind), beidseitige Entfernung bei Tumoroperationen,
- seltene Ursachen einer Funktionsstörung der Eierstöcke: Fehlbildung oder Fehlen der Eierstöcke bzw. Geschlechtsdrüsen, Syndrom der gonadotropinresistenten Ovarien (Resistant ovary syndrome; die Eierstöcke (Ovarien) sind zwar vorhanden, hätten auch genug Follikel, reagieren aber nicht auf FSH), gestörte Hormonproduktion in den Eierstöcken (Fehler im Erbmaterial),

- vorzeitiges Klimakterium unbekannter Ursache (= idiopathische primäre Ovarialinsuffizienz) = Aufhören der Eierstockfunktion vor dem 40. Lebensjahr ohne definierbare Ursache.

b) Sekundäre oder tertiäre Ovarialinsuffizienz = die Störung liegt in den Steuerzentren Hirnanhangsdrüse oder Hypothalamus

Auch in diesem Fall produzieren die Eierstöcke zu wenig Hormone. Die FSH- und LH-Spiegel sind niedrig, niedrig-normal, aber nie erhöht. Bei einem Versagen der Eierstöcke sprechen hohe FSH- und LH-Spiegel dafür, dass die Eierstöcke selbst daran »schuld« sind, erniedrigte oder normale Spiegel sprechen dafür, dass etwas mit Hirnanhangsdrüse oder Hypothalamus nicht stimmt.

Darüber hinaus gibt es noch andere Untersuchungen, die bei Verdacht auf ein Versagen der Eierstöcke oder bei abnormen FSH- oder LH-Spiegeln notwendig werden können:
- Ausschluss einer Schwangerschaft (HCG-Messung),
- Ultraschalluntersuchungen (Eierstöcke, Gebärmutter),
- andere Hormonuntersuchungen im Blut: Prolaktin, Schilddrüsenhormone (fT4, TSH), Östrogene (Östradiol), Progesteron, HCG, Androgene (Testosteron, Androstendion, DHEA-S), GnRH-Test, Chromosomenanalyse,
- Magnetresonanz-Tomographie von Hirnanhangsdrüse und benachbarten Regionen, um Fehlbildungen oder Tumore zu erkennen,
- Gestagen-Test (genauer: Gestagen-Entzugstest) bzw. Östrogen-Gestagen-Test.

Teil II
Frühe Wechseljahre bewältigen – mit Power in eine neue Lebensphase

Den Wandel als Chance begreifen

Nun wissen Sie nach der Lektüre des ersten Teils grundlegend Bescheid über verfrühte und frühe Wechseljahre – über Diagnose, mögliche Ursachen und Auswirkungen. Wie aber möglichst gut, positiv und gestärkt damit leben? Diesem Thema ist Teil II des Buches gewidmet, wobei drei Schwerpunkte behandelt werden: Im ersten Kapitel geht es vorrangig um das seelische Erleben und Verarbeiten dieser Diagnose, um damit verbundene Ängste usw. Das zweite Kapitel dreht sich um die psychosozialen Auswirkungen, um den Umgang mit der Diagnose im Alltag, um das Erleben und Verhalten in Interaktion mit anderen Menschen, am Arbeitsplatz, in der Familie. Die Grenzen zwischen diesen beiden Kapiteln sind naturgemäß fließend. Das dritte Kapitel schließlich beschäftigt sich mit den wichtigsten körperlichen Aspekten; das Themenspektrum reicht von grundlegenden Informationen und Entscheidungshilfen zur Hormonersatztherapie bis hin zu Tipps zur Osteoporose-Prophylaxe.

»Als meine Schlafstörungen unerträglich wurden, ging ich zum Arzt. Als nach langem Hin und Her der Hormonbefund auf dem Tisch lag, formte sich aus all meinen kleinen Wehwehchen der letzten Zeit ein eindeutiges

Bild – wie ein Mosaik. Plötzlich war klar, dass das alles zusammenhing: die Schlafstörungen, die Hitzewallungen, meine Niedergeschlagenheit, die unregelmäßigen Blutungen, die 5 Kilo mehr ... Ich war zugleich erleichtert und geschockt. Geschockt, dass ich mit 36 in den Wechseljahren war, erleichtert, nun endlich zu wissen, was mit mir los war, und etwas tun zu können.« (Marlies, 37 Jahre)

Frühe Wechseljahre – unverwechselbar ein neuer Anfang

Alles fließt – in den Fluss des Lebens tauchen

»Panta rhei« (»Alles fließt«) meinte schon der griechische Philosoph Heraklit vor fast zweieinhalbtausend Jahren, und so sahen auch die alten Taoisten die Welt: Alles fließt und nichts bleibt; es gibt kein eigentliches Sein, sondern nur ein ewiges Werden und Vergehen. Alle Abläufe in der Natur gestalten sich fließend. So vollzieht sich auch die Entwicklung eines Menschen nicht linear, sondern im Rhythmus von Übergängen. Erinnern Sie sich: die Schulzeit, die Pubertät mit allen Höhenflügen und Abstürzen, die erste große Liebe, vielleicht das erste Kind, der Tod geliebter Menschen, Trennungen ... Jede Lebensphase enthält in sich schon die nächste und ist nur durch einen Übergang zu erreichen.

Viele Frauen in den Wechseljahren – auch in den frühen – sehen diese Zeit als natürliche Lebensphase, die nun einmal irgendwann auftreten muss. Sie lassen sich ein auf die Dynamik der kommenden Herausforderungen, gewichten Dinge in ihrem Leben neu, prüfen ihre Beziehungen, überlegen, wie sie die nächsten Jahre gestalten wollen. Wie Frauen diese Zeit erleben, hängt stark von den Erwartungen ab, die sie vom Klimakterium haben, und ebenso von ihrem sozialen und kulturellen Umfeld. Frauen, die vor möglichen Beschwerden Angst haben, leiden dann oft wirklich stärker an den Symptomen. Manche übernehmen auch mehr oder weniger unbewusst die Einstellung ihrer Mutter: Schlüpfte diese sozusagen in eine Opferrolle und empfand die Wechseljahre als unangenehm und negativ, verhält sich die Tochter oft genauso. Das schlechte gesellschaftliche Image der älteren Frau belastet Frauen in der Lebensmitte ebenso wie mangelndes Verständnis des Partners. Problematisch können sich die Wechseljahre auch für diejenigen gestalten, die beruflich überanstrengt sind oder Sorgen in der Familie haben. Viele sehen diese Phase aber auch überwiegend positiv und als Anstoß für einen neuen Zugang zu ihrem Leben.

»Ich glaube, nicht mehr 20 sein zu wollen, hat damit zu tun, dass man mit 20 noch eine Suchende ist: Wo will ich hin im Leben, wer bin ich? In unserem Alter ist man damit eigentlich durch, man weiß, was man kann und will, wo man steht im Leben, was man geschafft hat und noch schaffen will. Die Meinung anderer ist einem nicht mehr so wichtig. Als ich z. B. zwanzig war, hab ich in einer Beziehung ständig darauf geachtet, wie ich wirke und aussehe, auch im Bett. Heute genieße ich meine Sexualität, ohne drüber nachzudenken, wie jetzt mein Bauch aussieht oder ob womöglich die Cellulitis gerade zu sehen ist – ich weiß, was mir gefällt, und nehme es mir bzw. fordere es selbstbewusst ein. Und letztlich hat jedes Alter seine schönen und weniger schönen Seiten! Mit 80 möchte ich eine durchgeknallte Alte sein, die lila Kleider trägt und der es komplett egal ist, was andere über sie denken. Meine Wunschvorstellung ist eine richtige WG nur mit alten Leuten. Wer noch am besten sehen kann, liest allen die Zeitung vor, wer noch am fittesten ist, geht einkaufen, ein anderer kocht, macht sauber usw. Das wäre richtig genial!« (Kirsten, 56 Jahre)

Klimakterium heißt »Lebensstufe«, nicht »Alt-Werden«
Die frühen oder vorzeitigen Wechseljahre sind eine seelische Übergangsphase, die vielleicht mit großen Herausforderungen auf Sie wartet, die Sie mit unerwarteten Problemen, mit Ups and Downs konfrontieren wird. Die aber ebenso große Chancen birgt! Und die auf jeden Fall zu bewältigen ist. Wer kann jetzt schon sagen, wie Sie aus dieser Phase einmal hervortreten – viel stärker, sicherer, verwurzelter ins eigene Ich, mutiger, ausgestattet mit neuen Sichtweisen und Plänen? Lassen Sie sich ein auf diese Reise, auf die Dynamik der frühen Wechseljahre! Kämpfen Sie nicht gegen etwas, das ohnehin nicht mehr zu ändern ist. Tauchen Sie ein in den Fluss des Lebens! Blicken Sie nicht zurück auf vielleicht ungenutzte Chancen, lassen Sie Schuldgefühle in Bezug auf die jetzige Situation erst gar nicht aufkommen: Blicken Sie auf das Jetzt und in die Zukunft. Die Vergangenheit können Sie nicht mehr verändern; die Gegenwart können Sie annehmen und genießen

– oder damit hadern und verzweifeln. Nur die Zukunft können Sie beeinflussen und aktiv so gestalten, dass es sich – wenn eines Tages zur Gegenwart geworden – prima darin wohnen lässt. In dieser Haltung können Sie auch die frühen Wechseljahre erleben

- »als Phase im Lebenszyklus aller Frauen und gleichzeitig als individuellen Prozess, für den es keine allgemeinverbindlichen Regeln und Muster gibt;
- als Phase, in der Beschwerden kein Versagen und Beschwerdefreiheit kein Verdienst bedeuten;
- als Phase, in der Vertrautes endet und Neues, Nicht-Vertrautes beginnt, mit der
- Herausforderung, sich neu zu erfahren, zu orientieren, zu organisieren;
- als Phase, die notwendigerweise, wie alles, was lebt, ein Ende hat.«[12]

Die Wechseljahre – gerade auch die vorzeitigen – sind keine Krankheit, die Schonung, Rückzug, Mitleid o. Ä. verlangt, sondern eine vielleicht turbulente Lebensphase, die es mutig und aktiv anzupacken gilt! Ergreifen Sie die Chance, den Umgang mit dem eigenen Körper zu überdenken und neu zu entdecken, dem Selbstwert ein ordentliches Update zu verschaffen und insgesamt eine »Lebens-Standortbestimmung« vorzunehmen. Und an der Situation zu wachsen!

»In den ersten Monaten war die Diagnose ›Verfrühte Wechseljahre‹ schon sehr deprimierend. Dann erkrankte eine meiner besten Freundinnen an Krebs und ihr Leben hing lange Zeit am sprichwörtlichen seidenen Faden. Das hat all meine Wertigkeiten total durcheinandergewirbelt; neben einer vielleicht tödlichen Erkrankung sahen mein Gejammere und Gesülze wegen der verfrühten Wechseljahre richtig lächerlich aus. Von einer Sekunde auf die andere fühlte ich mich wieder gut und kraftvoll, hörte auf, mich zu bedauern und in meinem Selbstmitleid zu ertrinken, und machte mich wieder auf – ins Leben!« (Sonja, 41 Jahre)

Nicht nur der Körper, auch die Seele stellt sich um

Dass körperliches und seelisches Erleben Hand in Hand gehen, lehrt nicht nur die Psychosomatik, sondern wird uns fast täglich in unserem Alltag vor Augen geführt. Jede körperliche Entwicklung, Krankheit, Beeinträchtigung wirkt sich auf die Psyche aus, natürlich auch jeder hormonelle Umstellungsprozess wie die Pubertät oder eben auch die Wechseljahre. Während der Wechseljahre versetzt uns der sinkende Östrogen-Pegel in oft recht heftige Stimmungsschwankungen, verpasst uns psychische Berg- und Talfahrten, macht uns labiler, dünnhäutiger, stressanfälliger und müder. Früher leicht zu bewältigende Herausforderungen in der Familie oder am Arbeitsplatz werden plötzlich zu unüberwindbar scheinenden Problemen – nichts geht mehr einfach so leicht von der Hand. Die unruhigen Nächte mit Hitzewallungen und geringer Schlaftiefe tun ein Übriges dazu. Auch viele Ängste und Sorgen kommen ans Tageslicht – Ängste um die Kinder, um die Zukunft der Partnerschaft, um die eigene Attraktivität, Jugendlichkeit und Gesundheit, um die sexuelle Anziehungskraft usw. Bei den jungen Wechseljahrfrauen scheinen besonders Verlustängste rund um Jugendlichkeit und Attraktivität, Fruchtbarkeit und Partnerschaft aufzutauchen.

Seelisch gut durch die frühen Wechseljahre

Im Gespräch mit Dr. Hans Morschitzky, Psychologischer Psychotherapeut im Bereich der Psychosomatik, Linz, Österreich

Sigrid Sator: Herr Dr. Morschitzky, gibt es typische Probleme bei der psychischen Verarbeitung vorzeitiger Wechseljahre?
Dr. Morschitzky: Wenn medizinische Ursachen ausgeschlossen sind, gelten vorzeitige Wechseljahre bekanntlich nicht als Krankheit. Dennoch können die häufig sieben Phasen der Verarbeitung von Krankheiten, Symptomen oder sonstigen Schicksalsschlägen, wie sie Elisabeth Kübler-Ross bei der Auseinandersetzung mit einer Krebserkrankung beschrieben hat, auch bei der Konfrontation mit Wechseljahren beobachtet werden. Dabei gibt

es durchaus individuelle Unterschiede: Nicht alle Betroffenen erleben alle Phasen, auch nicht in gleicher Reihenfolge und nicht gleich intensiv. Phase 1 ist charakterisiert durch Unsicherheit und Beunruhigung über die unerwarteten Ereignisse. Phase 2 gilt als die Schockphase, in der die Betroffenen oft gar nicht wahrnehmen, was passiert, und Informationen nicht richtig verarbeiten können. Phase 3 – die Verleugnungsphase – ist der Versuch, so zu tun, als wäre nichts passiert, als könnte man die Geschehnisse verdrängen. Phase 4 äußert sich in Wut und Ärger, wenn sich die Verleugnung nicht mehr länger durchhalten lässt: »Warum gerade ich? Wer oder was ist schuld daran?« Phase 5 umfasst das Gefühl der Sinnlosigkeit, der Lustlosigkeit, der inneren Leere, manchmal bis hin zu ernsthaften depressiven Reaktionen. Phase 6 ist der erste aktive Bewältigungsversuch. Die Betroffenen feilschen und verhandeln mit dem Schicksal. Sie beginnen, nach Informationen zu suchen, nehmen den Kampf auf, wollen jedoch am liebsten das Rad der Zeit zurückdrehen. Sie fragen: »Was kann ich tun, damit ich alles schnell wieder loswerde und es doch nicht so schlimm kommt wie befürchtet?« Phase 7 ist der Abschnitt der gelungenen Annahme der Symptome und Beschwerden. Die Betroffenen akzeptieren ihr Schicksal und machen das Beste daraus. Sie kämpfen nicht mehr so sehr gegen ihre Symptome, sondern tun alles, um mit ihren Beschwerden ein besseres Leben führen zu können, mehr Lebensqualität zu erhalten. Ich weiß, dies ist alles schnell gesagt, für jede Frau in den vorzeitigen Wechseljahren ist es sicherlich ein langer Weg – oft auch mit »Rückfällen« in frühere Phasen.

Sigrid Sator: Gibt es bei Menschen, die unter unangenehmen körperlichen Symptomen leiden, weitere typische Probleme, die auch für Frauen in den verfrühten Wechseljahren gelten?

Dr. Morschitzky: Ja, Frauen im vorzeitigen Klimakterium machen oft leider die gleichen Fehler wie viele andere Leidende. Menschen mit körperlichen Symptomen engen sich zunehmend auf ihre Beschwerden ein, beobachten ständig ihren Körper und machen alle individuellen und sozialen Aktivitäten zunehmend von ihrer Befindlichkeit abhängig. Eine typische Reaktion gegenüber dem Partner oder Freunden ist etwa: »Ich kann noch nicht zusagen, ob ich bei diesem Ausflug mitfahren werde, es kommt darauf an, wie es mir dann gerade geht.« Dies führt bald dazu, dass alle Aktivitäten ganz von der momentanen Befindlichkeit abhängig gemacht werden. Perfektionistische Ansprüche, wie gut es einem bei sozialen oder sonstigen

Aktivitäten gehen muss bzw. damit man für andere keine Belastung darstellt, führen aufgrund der aktuellen körperlichen Missempfindungen zur Befürchtung, dass es einem durch jede »Anstrengung« noch schlechter gehen könnte, sodass ein zunehmendes Vermeidungsverhalten einsetzt, wie ich dies aus meiner therapeutischen Arbeit mit Schmerzpatienten gut kenne. Mangelnde positive Erfahrungen führen unweigerlich zu einem depressiven Selbsterleben. Fachleute nennen es auch Angst-Schmerz-Teufelskreis: Aus Angst vor Schmerzen und anderen Beschwerden erfolgt eine derartige Einengung auf die befürchteten Beschwerden, dass diese immer mehr im Mittelpunkt des Erlebens stehen und dadurch subjektiv immer stärker werden. Man kennt dies auch unter der Bezeichnung »sich selbst erfüllende Prophezeiung«: Was man fürchtet, bestimmt die Einstellung so stark, dass ein entsprechendes Erleben und Verhalten immer wahrscheinlicher wird. Doch jedes übertriebene Schonverhalten ist falsch, denn es bestätigt nur das Gefühl, man sei schwer krank.

Auch Frauen in den verfrühten Wechseljahren müssen lernen, sich nicht zu sehr von ihrer körperlichen und psychischen Befindlichkeit bestimmen zu lassen und ihr Leben sowie verschiedene Aktivitäten symptomunabhängig zu planen, ohne sich übermäßig zu schonen, sich aber auch nicht zu überfordern. Die Dosis macht's! Viele Frauen, die sich vorher ständig gestresst und überfordert haben, beginnen jetzt damit, sich zu sehr zu schonen, sich ständig zu bemitleiden, neidvoll auf andere Frauen zu blicken, die Erwartungen an das Leben unnötig zu reduzieren, ja gleichsam durch Vermeidung früher angenehmer Aktivitäten sich zu bestrafen, dass sie jetzt nicht mehr so funktionieren wie früher.

Sigrid Sator: Frauen in den verfrühten Wechseljahren leiden unter ihrer geminderten Leistungsfähigkeit, schließlich gilt in unserer Gesellschaft jede Leistungsschwäche als Makel.

Dr. Morschitzky: Ja, wir leben in einer Leistungsgesellschaft, wo der Marktwert durch unser Können und nicht einfach durch unser So-Sein bestimmt ist. Viele Menschen, die als völlig gesunde Personen sehr leistungsorientiert waren, merken erst dann, wenn sie – aus welchen Gründen auch immer – vorübergehend oder dauerhaft nicht mehr so funktionieren wie früher, wie sehr ihr Selbstwertgefühl einseitig auf ihre Leistungsfähigkeit gegründet war. Es ist daher wichtig, das Selbstwertgefühl auf eine breitere und weniger anfällige Basis zu stellen. Die Betroffenen sollten sich fragen: »Welche Fähigkeiten, Werte und positiven Erfahrungen im Leben machen den Wert meiner Person noch aus? Was kann ich anderen noch bieten, anstatt jederzeit prompt zu funktionieren? Was macht mich noch attraktiv, außer meinem Äußeren, das sich zu verändern beginnt? Was bin ich meinem Mann noch wert, außer gleichsam auf Knopfdruck sexuell zu funktionieren?« Vorzeitige Wechseljahre mit ihren Beschwerden zeigen vielen Frauen ihre Grenzen auf. Sie haben plötzlich nicht einmal mehr ihren Körper »im Griff«. Sie haben sich nicht mehr »ganz in der Hand«, nicht mehr völlig unter Kontrolle. Wie sollen sie dann auch noch das ganze Leben und seine Anforderungen bewältigen können? Die Erfahrung des Kontrollverlusts, des mangelnden Einflusses auf die Bedingungen des eigenen Körpers, kann durchaus depressiv machen, vor allem wenn dies auch noch durch falsche medizinische Erklärungsmodelle unterstützt wird, wie etwa dem Konzept der »Involutionsdepression«.

Sigrid Sator: Was genau versteht man darunter?

Dr. Morschitzky: Auf gut Deutsch heißt dies: »Depression in der Phase des Rückbildungsalters«. Bei diesem Konzept werden die hormonellen Veränderungen als ausschließliche Ursache für eine Depression im mittleren Lebensalter angesehen. Tatsächlich jedoch sind Frauen in den Wechseljahren bzw. im vorzeitigen Klimakterium nicht bzw. nicht allein aus hormonellen Gründen depressiver als andere Frauen. Aktuell leidet etwa jede zehnte Frau unter einer depressiven Episode. Im Laufe des Lebens macht nach neueren Studien fast jede vierte Frau eine depressive Phase durch. Bei einer Depression verstärken sich oft biologische Neigungen und aktuelle psychosoziale Belastungsfaktoren gegenseitig.

Sicherlich kann eine Tendenz zu Depressionen durch die hormonellen Veränderungen in den Wechseljahren zum ersten oder wiederholten Mal zum Ausbruch kommen, doch sollten neben hormonellen Faktoren auch noch weitere Aspekte berücksichtigt werden, die die psychische Befindlichkeit vieler Frauen ab Mitte 30 bestimmen können: Die Partnerbeziehung läuft nicht so wie gewünscht. Immer häufiger werden Scheidungen von den unzufriedenen Frauen beantragt. Die Zahl der Kinder konnte aufgrund beruflicher oder sonstiger Umstände nicht so realisiert werden wie ursprünglich geplant. Die vorhandenen Kinder machen unerwartete Probleme und überstrapazieren vor allem die Nerven der Mutter, während der Vater ganz im Beruf aufgeht und der Mutter die Schuld an allem gibt. Oder die zunehmend selbstständigen und erfolgreichen Kinder oder gar deren Auszug von zu Hause lösen ein »Leeres-Nest-Syndrom« und eine

Selbstwertkrise bei Frauen aus, die zu sehr für ihren Nachwuchs gelebt haben nach dem Motto: »Ich bin etwas wert, weil ich für meine Kinder unersetzlich bin.« Die berufliche Entwicklung ist oft nicht so verlaufen wie seinerzeit erhofft. Oder der Ehegatte hat Karriere gemacht, die Frau hat dagegen zugunsten seiner Entwicklung alle eigenen Wünsche an das Leben zurückgestellt und steht nunmehr als Ehegattin des allseits bekannten und erfolgreichen Herrn Soundso ständig in seinem Schatten. Der Druck auf dem Arbeitsmarkt macht sich zunehmend bemerkbar, vor allem für Frauen, die aufgrund mangelnder Unterstützung durch den Mann auch noch Haushalt und Kindererziehung allein übernehmen müssen und aufgrund gleichzeitiger Perfektionsansprüche leicht zu einem Burn-out neigen. Das gegenwärtige Schönheits- und Schlankheitsideal stellt eine erhebliche Belastung für Frauen dar, die ihr Gewicht aufgrund des vorzeitigen Klimakteriums nicht mehr so leicht wie früher halten können. Vielleicht haben auch sexuelle Attraktivität und Erlebnisfähigkeit aus verschiedenen Gründen nachgelassen. Die Befürchtung, mit den sexuellen Bedürfnissen des Mannes nicht mithalten zu können, kann bei Frauen in den vorzeitigen Wechseljahren echte Zukunftsängste auslösen. Die gleichen Ängste löst häufig auch die Erfahrung verminderter Leistungsfähigkeit aus, die mit den Wechseljahrbeschwerden einhergeht. Das Älterwerden ist in unserer Gesellschaft wenig geschätzt. Auf runde Geburtstage, wie etwa den 30. oder 40. Geburtstag, reagieren viele Frauen mit Schrecken. Vielfach bestehen aufgrund dieser Faktoren nicht wirklich schon Depressionen im krankhaften Sinne, sondern vielmehr allgemeine Zukunftsängste, die mit einer ständigen Verunsicherung und einer zunehmenden Mutlosigkeit verbunden sind, sodass die Frauen sich fragen, wie das Leben weitergehen soll, wenn nicht mehr alles so läuft wie bisher.

Sigrid Sator: Meinen Sie also, es ist gar nicht ausschlaggebend, dass jemand ein Problem hat, sondern es kommt oft nur darauf an zu lernen, mit Veränderungen, Umbrüchen und Entwicklungen von einer Lebensphase zu einer anderen besser umzugehen? Und glauben Sie, dass viele Frauen, eben auch die in den vorzeitigen Wechseljahren, da eher zurück als nach vorn schauen?

Dr. Morschitzky: Ja, genauso sehe ich das! Abschiednehmen, Trauern über den Verlust von Lebensmöglichkeiten durch eingetretene Ereignisse ist das eine – das Beste daraus machen für den neuen Lebensabschnitt ist das andere. Als verhaltenstherapeutisch und systemisch orientierter Psychotherapeut habe ich die Erfahrung gemacht, dass viele Menschen, die in aktuellen Problemen festgefahren sind, lieber problemzentriert alles Negative »aufarbeiten« oder beim Bedauern stehenbleiben möchten, statt lösungsorientiert in die Zukunft zu blicken. Ständige Fragen wie »Was habe ich nur falsch gemacht, dass gerade ich in die vorzeitigen Wechseljahre geraten bin?« erzeugen nur unnötige Schuldgefühle. Bei derartigen Fragen versetzen wir uns mit den gegenwärtigen Erfahrungen in die Vergangenheit und tun so, als würden wir bei einer neuerlichen Chance alles anders machen. Das Hadern mit dem Schicksal wird durch ein derartiges Fixiertsein auf vermeintliche Fehler nur verstärkt, was die Annahme der aktuellen Situation erst recht erschwert. Frauen im vorzeitigen Klimakterium müssen vielmehr lernen, sich konkret vorzustellen, wie es gut weitergehen kann, und alles tun, um diesen Weg zu gehen. Die Verantwortung besteht darin, dafür zu sorgen, dass es einem den Umständen entsprechend gut geht. Es geht also nicht um Schuld- und Fehlersuche, sondern um die Wahrnehmung der Verantwortung, das Beste aus der aktuellen Situation zu machen.

Sigrid Sator: Welche Bemühungen in Form von konkreten Einstellungs- und Verhaltensänderungen sind nötig, damit Frauen in den vorzeitigen Wechseljahren mit ihrer Situation gut zurechtkommen?

Dr. Morschitzky: Ich würde diesen Frauen sagen: »Lernen Sie vor allem, sich Ihrem Körper trotz aller Beschwerden liebevoll zuzuwenden. Ihr Körper – und damit letztlich Ihre Person – braucht gerade jetzt viele positive Erfahrungen. Lernen Sie auch, sich besser zu entspannen, hier gibt es eine Fülle an Möglichkeiten und Angeboten.«

Sigrid Sator: Welche sozialen Hilfestellungen sind darüber hinaus für Frauen im vorzeitigen Klimakterium wichtig, damit sie ihre Befindlichkeit und ihre Lebenssituation besser bewältigen können?

Dr. Morschitzky: Man weiß schon seit langem, dass selbst bei schweren körperlichen Erkrankungen wie Krebs oder koronaren Herzkrankheiten Verständnis, Geborgenheit und Hilfe vonseiten der Angehörigen und Bekannten ein wichtiger Heilungsfaktor ist, der sich bis ins Körperliche hinein positiv auswirken kann. Auf sozialer Ebene brauchen Frauen in den verfrühten Wechseljahren daher vor allem eine gute soziale Unterstützung vonseiten des Partners sowie ein Netz stabiler und tragfester Sozialkontakte. Sicherlich ist es ein Problem, wenn eine solche Paardynamik entsteht: Der Mann, oft nur mit sich selbst beschäftigt, steuert zielstrebig auf den

Höhepunkt seiner Karriere zu, strotzend vor Manneskraft, während die Frau voller Angst ist vor dem Verlust ihrer Attraktivität, ihrer bisherigen Leistungsfähigkeit und vor dem Verlust der Wertschätzung durch andere. Frauen im vorzeitigen Klimakterium brauchen gerade jetzt das Gefühl der Geborgenheit in der Partnerschaft und sollten alles tun, um in der Beziehung Halt finden zu können. Das heißt aber keineswegs, dass sie die alleinige Beziehungsarbeit zu leisten haben! Im Gegenteil: Die Frauen sollten den Partner aktiv und intensiv herausfordern, sich gerade jetzt mehr auf die Beziehung einzulassen, anstatt sich genervt innerlich zurückzuziehen oder in den Beruf zu flüchten. Ansonsten sollten die Betroffenen sich fragen, was die Beziehung wert ist, wenn schon in den 30er-Jahren des Lebens, vielleicht nach einer 10- oder 15-jährigen Beziehung, die Partnerschaft eine derartige Belastungsprobe nicht auffangen kann.

So stärken Sie Ihre Psyche

Was Sie selbstbewusst macht

Selbstbewusste Frauen mit einem klaren Ziel vor Augen können kritische Lebensphasen und unerwartete Herausforderungen des Lebens wesentlich besser bewältigen und diese kraftvoller und energiegeladener angehen. Gerade als junge Frau in den Wechseljahren können Sie eine gehörige Extra-Portion Selbstbewusstsein gut gebrauchen! Ob die Wechseljahre zum Problem werden, hängt entscheidend davon ab, wie wertgeschätzt sich eine Frau fühlt und wie selbstbewusst sie ist.

- Menschen mit Selbstbewusstsein sind sich ihrer selbst bewusst. Sie kennen ihre Fähigkeiten ebenso wie ihre Schwächen. Wenn Sie Ihre Wünsche, Ihre momentanen Bedürfnisse und Leistungsfähigkeit erkennen, wahrnehmen und akzeptieren, schaffen Sie sich damit eine ideale Basis für ein gesundes Selbstwertgefühl. Das ist die beste Prävention gegen Stress, Überforderung und Burn-out! Daher: Leben Sie bewusst. Besinnen Sie sich auf sich selbst. Klären und formulieren Sie Ihre Ziele und Werte. Schreiben Sie sie auf!
- Nehmen Sie sich selbst an, ganz und gar. Gehen Sie mit sich selbst voll Respekt und Wertschätzung um. Stehen Sie zu dem, was Sie denken, fühlen und tun. Akzeptieren Sie sich, indem Sie Ihre momentane Situation wahrnehmen und respektieren.

- Übernehmen Sie die Verantwortung für Ihr Leben und Ihr Wohlbefinden. Denken Sie gerade jetzt nicht immer nur an andere, sondern auch an sich selbst. Niemand wird sich je so für Sie einsetzen wie Sie selbst!
- Treten Sie in dieser selbstsicheren Haltung auf, kommunizieren Sie Ihre Position gegenüber anderen Menschen eindeutig und unmissverständlich. Stehen Sie zu Ihrer Meinung, äußern Sie notwendige Kritik und wagen Sie auch zu widersprechen. Stellen Sie berechtigte Forderungen und sagen Sie Nein zu allem, was gegen Ihre Interessen ist. Schauen Sie anderen direkt in die Augen und gewöhnen Sie sich eine selbstsichere, aufrechte Körperhaltung ein. »Ist der Körper gerade, ist der Geist gerade.« (Chinesisches Sprichwort)
- Verwirklichen Sie Ihre Ziele, Wünsche und Interessen. Deswegen brauchen Sie nicht die Rechte anderer Menschen zu verletzen.
- Sagen Sie Nein, wenn andere Menschen Ihnen gegenüber unangemessene, übertriebene Forderungen stellen. Sagen Sie stattdessen Ja zu allem, was Sie selbst wichtig finden.
- Leben Sie für Ihre Ziele. Nutzen Sie all Ihre Fähigkeiten, um diese Schritt für Schritt zu erreichen. Zeigen Sie Ihre Kompetenz, indem Sie umsetzen, was Ihnen vor Augen schwebt. Machen Sie sich dazu einen konkreten Plan mit überschaubaren, realistischen Zwischenzielen.
- Leben Sie kongruent, das heißt so, dass Ihre Worten und Ihr Verhalten übereinstimmen. Sie machen sich stark und selbstbewusst, wenn Sie fest zu Ihren Werten und Idealen stehen.
- Stellen Sie sich vor einen Spiegel und sagen Sie Ihrem Spiegelbild: »Ich nehme mich bedingungslos an«, »Ich darf so sein, wie ich bin.« Akzeptieren Sie sich – unabhängig davon, was Sie sind und was nicht. Lassen Sie beiseite, was Sie können und was nicht.
- Halten Sie sich Ihre Stärken und Fähigkeiten vor Augen, wenn Sie vor einer Herausforderung stehen. Schreiben Sie detailliert auf, was Sie gut können. Notieren Sie Ihre Argumente, warum bei dieser Aufgabe gute Erfolgsaussichten bestehen. Lesen Sie sich Ihre positive Selbstdarstellung immer wieder durch.
- Machen Sie sich Vorwürfe in Bezug auf die frühen Wechseljahre, haben Sie Schuldgefühle deswegen? Viele junge Frauen in den Wechseljahren leiden unter Schuldgefühlen und machen sich selbst

für das frühe Klimakterium verantwortlich – vor allem natürlich jene Frauen, bei denen kein wirklicher medizinischer Grund gefunden werden kann. Sie bedauern jede Zigarette ihres Lebens, jedes »falsche« Essen, alles! Wenn es Ihnen auch so geht: Schließen Sie Frieden mit diesen wenig geliebten Anteilen Ihrer Person und Ihrer persönlichen Vergangenheit, dann können Sie Ihre positiven Seiten leichter weiterentwickeln. Denken Sie positiv und wohlwollend über sich und weniger kritisch. Banal, aber wahr: Was war, lässt sich nicht mehr ändern. Beeinflussen können Sie nur das Hier und Jetzt – und damit Ihre Zukunft.

- Gehen Sie weder selbstironisch noch zynisch oder sarkastisch mit sich um. Damit schaden Sie sich nur selbst. Aktivieren Sie stattdessen Ihre positiven Lebenserfahrungen und Ihre Wertschätzung sich selbst gegenüber.
- Vergleichen Sie sich nicht ständig mit anderen Menschen oder einem kaum erreichbaren Optimal-Zustand! Außer Ihnen fällt wahrscheinlich ohnehin niemandem auf, dass Sie vielleicht eine Spur müder, angespannter, unkonzentrierter sind als sonst.
- Was ist Ihnen wichtig, unabhängig davon, was andere Menschen von Ihnen denken? Mögen Sie sich selbst auch dann, wenn Sie von anderen Menschen Kritik und Anlehnung erfahren? Lassen Sie sich nicht auf die Gleichung »leistungsfähig sein = wertvoll sein« reduzieren.
- Versuchen Sie, alles ein wenig leichter zu nehmen und sich zu vergegenwärtigen, dass es sich zwar um eine belastende Lebensphase handelt, aber eben nur um eine »Phase«! Und denken Sie daran: Sie sind kompetent und gut in Ihrem Fach, auch wenn Sie sich momentan körperlich und seelisch angespannt fühlen. Stärken Sie sich selbst, indem Sie sagen: »Ich weiß, dass alles mit mir völlig in Ordnung ist. Ich wirke nur äußerlich etwas nervös und müde.«
- Handeln Sie als aktive Gestalterin statt als jammerndes Opfer. Sie selbst und sonst niemand sind für Ihr Leben verantwortlich. Wenn Sie sich immer nur als Opfer erleben, verzichten Sie auf Einfluss und Kontrolle. Wenn Sie ständig jammern, sich bemitleiden und andere anklagen, werden Sie sich immer hilfloser fühlen und können Ihre momentan belastende Situation erst recht nicht in Ihrem Sinne beeinflussen.

- Das Gefangensein durch Angst und Unfreiheit beginnt, wo Sie Ihre eigenen Rechte vergessen und sich zu sehr nach den Bedürfnissen anderer richten. Dann haben Sie sich selbst zum Opfer der anderen gemacht.
- Halten Sie sich an das Motto: Agieren statt reagieren.

Fragen Sie: »Wozu« – statt: »Warum«

Grübeln Sie gern darüber nach, warum etwas so ist, wie es ist? Fragen nach dem Warum helfen uns, etwas besser zu verstehen; sie sind problemorientiert und suchen eine Ursache, keine Lösung. Typisch in Ihrer Situation sind Fragen wie: »Warum ich? Warum trifft es ausgerechnet mich? Warum bin gerade ich im frühen/vorzeitigen Klimakterium?« Ganz anders die Wozu-Fragen, mit diesen halten Sie nämlich nach einem Ziel, nach einer Lösung Ausschau! Je mehr Sie bei den Warum-Fragen hängen bleiben, umso mehr treten Sie auf der Stelle. Bemühen Sie sich, lieber Wozu- und Wohin-Fragen zu stellen: »Wozu könnte diese Situation ein guter Anlass sein, wohin wird mich diese Sache bringen?« Bedenken Sie: Sie können nicht mehr ändern oder rückgängig machen, was eingetreten ist. Aber Sie haben die Chance, Ihre Zukunft zu gestalten, wenn Sie in der Gegenwart die richtigen Fragen stellen.

Die Bedeutung des inneren Dialogs

Wissen Sie, mit wem Sie am meisten reden? Klar – mit sich selbst! Jeder führt fast permanent mehr oder weniger bewusst innere Dialoge mit sich selbst. Das ist auch gut so: Menschen, die mit sich selbst reden, sind leistungsfähiger und stressbeständiger als jene, die dies nicht tun. Entscheidend dabei – und zwar besonders in Krisensituationen oder schwierigen Zeiten – ist die Qualität dieser Gespräche, es kommt auf das Wie an! Denn wenn Sie innerlich anders mit sich reden, werden Sie äußerlich anders handeln: Sprache formt Denken.

Gestalten Sie Ihre positiven Selbstgespräche nach folgenden Tipps:
- Verwenden Sie kurze, einfache und prägnante Sätze (»Ich schaffe das!«).
- Treffen Sie konkrete und klare Aussagen (»Auch wenn ich müde bin, werde ich die geplante Aussprache mit meinem Mann heute Abend durchziehen«, »Auch wenn es aufwändig ist: Ab heute gibt es ein

Mal täglich frisch zubereitetes Essen für meine Familie«, »Ich werde mich nicht mehr mit anderen – jüngeren, schlankeren – Frauen vergleichen« u. Ä.).
- Wählen Sie positive Formulierungen (z. B. »Ich kann mich gut konzentrieren, auch wenn ich erschöpft bin« statt »Hoffentlich verliere ich heute nicht die Nerven«), weil negative Formulierungen keine konkrete Handlungsanleitung darstellen.

Die Bedeutung der Denkmuster und inneren Selbstgespräche für das sichtbare Handeln ist im jüdischen Talmud sehr schön dargelegt. Dort heißt es: »Achte auf deine Gedanken – sie werden zu Worten. Achte auf deine Worte – sie werden zu Handlungen. Achte auf deine Handlungen – sie werden zu Gewohnheiten. Achte auf deine Gewohnheiten – sie prägen deinen Charakter. Achte auf deinen Charakter – er wird dein Schicksal.«

Kümmern Sie sich mehr um sich selbst

Es geht nicht primär darum, dass Sie weniger für andere tun – sondern mehr für sich selbst! Seien Sie liebevoll zu sich. Sagen Sie öfter Ja zu sich selbst, zu Ihren Interessen und Bedürfnissen. Dann schaffen Sie es auch leichter, Nein zu sagen.
- Stärken Sie Ihren Körper und Ihre Seele, bevor Sie ausgelaugt sind.
- Gönnen Sie sich schöne Erlebnisse, bei denen Sie selbst im Mittelpunkt stehen. Bleiben Sie sich treu, indem Sie Ihre Interessen verfolgen.
- Intensivieren Sie Ihre Kontakte zu anderen Menschen, ohne Verpflichtungen. Genießen Sie Besuche bei Freunden, Theaterbesuche, Musik, Ausflüge, Wellness, Sport, Sauna etc.

Erhöhen Sie Ihren Energielevel

Kümmern Sie sich gerade jetzt um eine ausgeglichene Energiebilanz! Sie brauchen möglichst viel Kraft und Energie, um den Umstellungsprozess der frühen Wechseljahre gut zu bewältigen. Hüten Sie sich vor allem, das Ihnen nicht gut tut und Ihre Ressourcen schmälert. Sprichwörtliche »Energieräuber« können Menschen in Ihrer Umgebung sein, die Ihnen einfach nicht gut tun, aber auch bestimmte Situationen, eingefahrene Routinen, lästige Arbeiten oder schlechte Angewohnheiten.

Die meisten Menschen tolerieren mindestens 60 bis 100 derartige Energieräuber! Beispiele: die Kollegin, die nie den Aschenbecher ausleert, was einem jeden Morgen gleich die Laune verdirbt; das ungesunde Essen in der Kantine; der immer unaufgeräumte Schreibtisch; die längst fällige Steuererklärung; der tropfende Wasserhahn und die seit ewigen Zeiten abgerissenen Knöpfe; der Berg Hosen, der aufs Kürzen wartet etc. Daher:

- Schreiben Sie eine Liste mit all Ihren Energieräubern, mindestens 60. An einem bestimmten Tag pro Woche arbeiten Sie immer wieder einige Einträge ab. Überwinden Sie sich und sprechen Sie die rauchende Kollegin auf ihre schlechte Angewohnheit an – wenn Sie das sachlich und bestimmt machen, finden Sie sicher gemeinsam eine Lösung für das »stinkende« Problem. Gewöhnen Sie sich an, statt des ungesunden Kantinen-Essens lieber ein paar gesunde Häppchen von zu Hause mitzunehmen. Reservieren Sie die letzte Viertelstunde Ihrer Arbeitszeit konsequent dafür, den Schreibtisch aufzuräumen und die wesentlichen Dinge für einen gelungenen Start am nächsten Tag vorzubereiten etc. Insgesamt geben Sie sich für die ganze Liste sechs Monate Zeit. So bringen Sie mehr Zeit und Qualität in Ihr Leben und setzen ungeahnte Ressourcen frei!
- Am besten machen Sie parallel dazu Folgendes: Installieren Sie drei bis fünf gute, energiebringende Angewohnheiten pro Tag. Zum Beispiel: 15 Minuten Nichtstun; früher ins Bett gehen, früher aufstehen und dann Morgengymnastik; Biokost statt Fastfood; ein neues Beauty-Ritual; dem Partner »Ich liebe dich!« sagen.

Werden Sie stressresistenter

Kurz zur Erinnerung: Großer Stress bzw. anhaltender Dauerstress kann sich durchaus auf den hormonellen Haushalt auswirken; Stress kann unter Umständen zu einer hypothalamischen Amenorrhö führen, die dann wiederum die Funktion der Eierstöcke lahm legen kann. Dem Stress besser die Stirn zu bieten und besser mit ihm umgehen zu lernen, ist also auch aus diesem Grund wichtig!

Auch wenn es auf den ersten Blick so scheinen mag: Stress hängt oft gar nicht so sehr mit dem strengen Chef, den nervigen Kindern, dem unaufmerksamen Ehemann und einem immer viel zu kurzen 24-

Stunden-Tag zusammen, sondern oft mit einer Art Unsicherheit und mangelnder Situationskontrolle. Die besten Strategien zur Stressbewältigung sind demnach, sich ein gewisses Verständnis für Zusammenhänge anzueignen, ein Wissen darum, wie man schwierige Situationen bewältigen und seine Gefühle kontrollieren kann. Also:

- Analysieren Sie Ihren privaten und beruflichen Stress: Schreiben Sie Ihre Stressfaktoren auf eine Liste und sortieren Sie sie nach dem Ausmaß der Belastung.
- Unterscheiden Sie zwischen jenem Stress, der durch Ihre derzeitige Lebenssituation (frühe oder vorzeitige Wechseljahre) gegeben ist, und jenem Stress, der letztlich durch Ihre Denkmuster und Einstellungen bewirkt wird, völlig unabhängig von situativen Gegebenheiten.
- Unterscheiden Sie zwischen dem Stress, den Sie sich selbst machen, und dem, den Ihnen andere bereiten.
- Erstellen Sie eine Prioritätenliste Ihrer Aktivitäten. Treffen Sie eine Unterscheidung zwischen dem, was wichtig ist und deshalb getan werden sollte, und dem, was zwar auch wünschenswert wäre, jedoch momentan eine Überforderung darstellt, sodass Sie in der nächsten Zeit bewusst darauf verzichten.
- Planen Sie in Ihrem Terminkalender Pausen von einer Viertelstunde ein, um unnötigen Stress zu vermeiden, wenn unvorhersehbare Ereignisse eintreten.
- Suchen Sie sich kompetente Mitarbeiter und lösen Sie sich von der Überzeugung, alles selbst machen zu müssen.
- Delegieren Sie, was Sie nicht unbedingt selbst machen müssen – das gilt bitte auch für den Haushalt! Erstellen Sie mit Ihrer Familie einen Plan mit bestimmten, wiederkehrenden Erledigungen wie Abwasch, Einkauf, Blumen gießen u. Ä. und verteilen Sie die anfallenden Arbeiten auch unter den übrigen Familienmitgliedern ...
- Leisten Sie sich eine Reinigungs- oder Bügelhilfe – oder lassen Sie im Haushalt mal alle Fünfe gerade sein ...
- Achten Sie bewusst auf Entspannungsmethoden und Zeiten der Ruhe und Erholung. Auch Kinder können lernen, diese notwendigen »Auszeiten« der Mutter zu akzeptieren. Manche Frauen greifen zu Post-its oder Türschildern mit Sprüchen wie »Mutter außer Dienst« und signalisieren so auf humorvolle und entspannte Art

und Weise, dass sie derzeit Bedarf an Ruhe und Rückzug haben und diesen auch einfordern, ohne Wenn und Aber.

- Treffen Sie bei Bedarf eine vielleicht schon seit längerem hinausgeschobene Neuorientierung für Ihr Leben, etwa die Klärung einer belastenden familiären, partnerschaftlichen oder beruflichen Situation.

Wenn Sie Ihren Körper nur noch negativ erleben
Manche Frauen übertragen ihre Enttäuschung über den Befund »verfrühte Wechseljahre« auf ihren Körper. Sie beginnen ihn geradezu zu hassen, für all das verantwortlich zu machen, lehnen ihn ab, was u. a. auch Auswirkungen auf das Sexualleben hat. Aber: Ihr Körper – und damit letztlich Ihre Person – braucht gerade jetzt viele positive Erfahrungen! Daher:

- Lernen Sie, sich Ihrem Körper trotz aller Beschwerden liebevoll zuzuwenden. Dies zeigt sich beispielsweise im Umgang mit dem Spiegel. Können Sie sich so anschauen lernen, dass Sie dabei innerlich nicht nur Kritik für Ihr Äußeres übrig haben, sondern sich auch liebevolle Worte bezüglich Ihrer körperlichen Erscheinung sagen können? Was gefällt Ihnen an Ihrem Körper nach wie vor trotz allem? Was können Sie ganz konkret tun, um sich attraktiv zu präsentieren?

- Welche positiven körperlichen Erfahrungen könnten Sie ausbauen, damit sich nicht alles zu sehr um Ihre Beschwerden dreht? Regelmäßige, sanfte körperliche Betätigung wie etwa Walking, Radfahren oder Schwimmen kann Ihnen ein neues Körpergefühl vermitteln. Halten Sie sich an eine gesunde und dennoch genussvolle Ernährung. Achten Sie auf eine gute und befriedigende sexuelle Beziehung. Dazu gehört auch, dass Sie zu Ihrem weiblichen Körper selbst wieder eine positivere Beziehung entwickeln.

- Verstecken Sie Ihren nackten Körper nicht vor dem Blick des Partners, sonst können Sie ihn selbst unmöglich genießen. Lernen Sie, sich selbst wieder in einem Ganzkörperspiegel lustvoll zu betrachten, ohne immer nur auf störende Körperpartien zu achten.

- Folgende Atemtechniken können hilfreich sein, um wieder ein besseres Körpergefühl zu erlangen: Stellen Sie sich vor, wie Sie durch

Ihre Nase einen angenehmen Duft einatmen. Genießen Sie, wie Sie die sauerstoffreiche Luft in sich aufnehmen. Atmen Sie danach ohne Luftanhalten durch leicht geschlossene Lippen aus, wie wenn Sie mit dem Atemhauch, der durch Ihre Lippen fließt, einen Löffel heißer Suppe sanft kühlen würden.

Oder stellen Sie sich vor, wie Sie beim Einatmen durch die Nase Energie aufnehmen und beim Ausatmen durch die leicht gespitzten Lippen wie durch ein Ventil allen Stress und alle innere Anspannung ausatmen.

Oder erleben Sie die Atmung wie eine machtvolle Welle: Stellen Sie sich vor, wie Sie die Luft zwischen den leicht geöffneten Beinen ansaugen und durch Becken, Unter- und Oberbauch, Brust und Hals bis zum Kopf hochziehen, und imaginieren Sie, wie Sie beim Ausatmen die verbrauchte Luft gleichsam wieder durch den ganzen Körper hindurchwandern lassen und zwischen den Beinen ausatmen. Auf diese Weise wenden Sie sich Ihrem Körper wieder zu. Spüren Sie bewusst jeden Teil Ihres Körpers, ohne innerlich vor unangenehmen Empfindungen auszuweichen, denn durch Vermeidung verstärken Sie nur das Gefühl, nicht in Ordnung zu sein.

• Bei sexuellen Empfindungsproblemen können Sie sich bewusst vorstellen, wie Sie die Luft durch Ihre Scheide hindurch einatmen und wieder ausatmen. Oder Sie stellen Sie sich vor, wie Sie eine warme Flüssigkeit Schluck für Schluck trinken, in den Magen fließen lassen, dort das zunehmende Gefühl der Wärme in einer Körpermitte spüren und diese Wärme in das Becken fließen lassen. Dabei stellen Sie sich vor, wie diese Wärme das Blut ist, das immer mehr in Ihr Becken fließt und Sie ohne jede Berührung die vermehrte Durchblutung Ihrer Genitalregion angenehm spüren, die die Grundlage für Ihre sexuelle Empfindungsfähigkeit ist.

Wenn Sie darunter leiden, kein Kind mehr bekommen zu können

Für viele Frauen und Paare ist das die belastendste »Begleiterscheinung« früher oder vorzeitiger Wechseljahre: die Tatsache, aller Wahrscheinlichkeit nach keinem eigenen Kind mehr das Leben schenken zu können. Und selbst Frauen in den Wechseljahren, die eigentlich für sich selbst das Kapitel Kinder und Nachwuchs längst schon abgehakt haben, hadern angesichts des Befundes »Wechseljahre« mit der Tatsache, nun keine eigenen Kinder mehr bekommen zu können. Es macht anscheinend einen großen Unterschied, sich freiwillig für oder gegen etwas entscheiden zu können oder gar nicht mehr die freie Wahlmöglichkeit zu besitzen. Zur Problematik des Kinderwunsches siehe Teil III (Special) ab Seite 146 ff.

Den Alltag meistern

Den eigenen Weg finden – mit dem frühen Klimakterium leben

»Für mich waren die vorzeitigen Wechseljahre eine echte Krise. Die Zeit ist wirklich mit der Pubertät zu vergleichen! Alles ordnet sich neu, alles ist neu zu positionieren. Vieles wird in Frage gestellt – nicht zuletzt seine eigene Person, und man hinterfragt auch selbst viel mehr.« (Tanja, 39 Jahre)

Frauen in der Lebensmitte und davor sind heute viel mehr und auf unterschiedlichste Art und Weise gefordert als früher. Aber: Das Mehr an Möglichkeiten bringt auch ein Weniger an Sicherheit. Wir können uns bis zu einem gewissen Grad frei entscheiden, ob wir Karriere im Job, Kind *und* Karriere oder ein Leben als Mutter und Familienmanagerin führen möchten. Wir können (meist) frei entscheiden, wann wir Mutter werden wollen – die gelebten Möglichkeiten liegen heute zwischen 16 und 46 Jahren, 45-Jährige sind heute weder als frischgebackene Großmütter noch Mütter eine Seltenheit. Wer als Unternehmerin, Managerin, Wissenschaftlerin, Künstlerin etc. Karriere macht, befindet sich zwischen 35 und 45 Jahren vielleicht gerade steil oben auf der Erfolgsleiter – Absturzgefahr inklusive. Andere werden in diesem Alter zum ersten Mal oder noch einmal Mutter – oder Großmutter. Auch für diejenigen, die nach einer Familienphase beruflich wieder eingestiegen sind, ist das Gegenteil von Ruhiger-Treten der Fall. Wer um seinen Job bangt, muss vielleicht noch einmal ganz neu anfangen. Und es sind gar nicht so wenige, die sich gerade zwischen

35 und 45 beruflich nochmals ganz neu orientieren und etwa den kalten Sprung in die Selbstständigkeit wagen. Ähnlich viele Facetten sind im Privatleben möglich: Die Kinder sind gerade erst mal im Kindergarten-Alter oder suchen als Halb-Erwachsene eigene Wege, die Eltern werden allmählich alt und pflegebedürftig, in der Partnerschaft beginnt es zu kriseln. Und ganz nebenbei dann auch noch die frühen Wechseljahre?

Fachleute vertreten heute immer stärker ein biopsychosoziales Verständnis von Krankheiten bzw. von körperlichen Symptomen. Übertragen auf die Wechseljahre bedeutet das: Es kommt entscheidend darauf an, wie die Betroffenen mit ihren körperlichen und psychischen Beschwerden umgehen lernen. Bereits der griechische Philosoph Epiktet (um 200 n. Chr.) erkannte: »Nicht die Dinge an sich sind es, die uns beunruhigen, sondern die Art und Weise, wie wir sie sehen.« Oft sind es ja auch gar nicht die frühen oder vorzeitigen Wechseljahre, die uns in Wirklichkeit belasten, sondern Veränderungen, die sich gerade im sozialen Umfeld abspielen, z. B.:

- Entfremdung vom Partner, Gedanken an Trennung und Scheidung,
- Empty-nest-Syndrom/Leeres-Nest-Syndrom: die Kinder verlassen das Haus,
- beginnende Pflegebedürftigkeit der Eltern oder deren Tod,
- Umstrukturierung im Berufsleben (Wiedereinstieg, Karrieresprung, Selbstständigkeit etc.).

Die Lebensbedingungen sind oftmals von viel größerer Bedeutung für die Lebensqualität und das Wohlbefinden als die körperlichen Signale. Nach dem Bildungsniveau und dem sozioökonomischen Status bestimmen vor allem die Einstellung zum Alter und das subjektive Rollenverständnis, ob Frauen in den Wechseljahren – egal, ob verfrüht oder »in der Zeit« – positiv oder eher negativ mit dem Klimakterium umgehen. Wer trotz Wechseljahre körperlich und geistig aktiv bleibt und die körperlichen und psychischen Begleiterscheinungen akzeptiert, wird sich bestimmt leichter tun als diejenigen, die eine große Angst vor Krankheit, Alter usw. haben. Selbstbewusste Frauen mit einem hohen Maß an Unabhängigkeit von Zuwendungen durch den Partner, die Kinder etc. werden mit den Wechseljahren offenbar ebenfalls besser fertig als solche mit traditionell weiblichem Rollenverhalten.

Frühe Wechseljahre – bitte nicht pathologisieren!

Gespräch mit Prof. Dr. Annette Kämmerer, Diplom-Psychologin am Psychologischen Institut der Universität Heidelberg

Sigrid Sator: Viele Frauen kommen heute früh in die Wechseljahre, oft schon mit 40 Jahren oder noch früher. Was ist denn grundsätzlich anders, wenn man sich bereits in diesem Alter mit dem Klimakterium auseinandersetzen muss?

Prof. Kämmerer: Ich warne davor, diese frühen Wechseljahre zu pathologisieren. Es ist derzeit Trend – auch in den Massenmedien –, dass bestimmte Ereignisse oder Phänomene im weiblichen Lebensverlauf ganz schnell pathologisiert werden. Das hat vor 150 Jahren mit der Hysterie angefangen und hört heute bei Selbstverletzungen auf. In dieser Reihe ist auch die Auseinandersetzung um die Wechseljahre zu sehen. Wenn man die Medien durchforstet, welche psychischen Störungen oder Befindlichkeiten abgehandelt werden, geht es viel häufiger um Störungen von Frauen, es geht so gut wie nie um Störungen von Männern. Wenn ein alter Mann trinkt und seine Frau verprügelt, ist das im Vergleich zu den schaurig-schönen Geschichten von erbrechenden, schlanken, attraktiven, bulimischen Frauen randständig. Wenn Frauen sich die Unterarme aufritzen, ist das eine Meldung wert, aber wenn Männer koksen oder ins Bordell gehen, nur, wenn es sich dabei um einen Prominenten handelt. Wir müssen sehr aufpassen, dass wir diesen Trend der Pathologisierung von Weiblichkeit nicht auch noch weiter unterstützen!

Für mich gibt es bei den frühen Wechseljahren eigentlich nur einen Aspekt, von dem ich fest überzeugt bin, dass es in der Tat ein großes Problem darstellt: die Tatsache, dass der Kinderwunsch nicht mehr befriedigt werden kann. Das zieht in aller Regel Partnerschaftsprobleme nach sich – wenn der Partner z. B. meint, er müsse sich von seiner Partnerin trennen wie der Schah von Persien, der seine erste Frau verlassen hat, weil sie ihm keine Kinder gebären konnte. Das bedarf der Aufmerksamkeit, und – so glaube ich – es bedarf auch der guten Unterstützung der Frauen. Alles andere, also die Hitzewallungen, die Schlafstörungen usw. lassen sich in den Griff bekommen – ich bin eine Anhängerin der Hormonsubstitution. Ich glaube, dass die Diskussionen um die Östrogene und die sogenannte

»Amerikanische Studie«[13] im Grunde auch viel Gutes bewirkt haben: Die Präparate haben sich verbessert, die Art und Weise der Verabreichung und der Überwachung etc.

Sigrid Sator: Manche jungen Frauen in den Wechseljahren scheinen besonders in ihrer sexuellen Identität, in ihrer Rolle als Frau verunsichert zu sein.

Prof. Kämmerer: Sexuelles Begehren hat auch sehr viel damit zu tun, dass man als Sexualpartner potent ist. Das gilt für Männer wie für Frauen. Die »Weibchen« suchen sich die potentesten »Männchen« aus, damit die Fortpflanzung gewährleistet ist, und von diesem evolutionsbiologischen Erbe haben wir sicher noch sehr viel in uns. Das ist bestimmt ein kritischer Punkt für junge Wechseljahrfrauen – die Attraktivitätseinschätzung über potenzielle Gebär- und Fortpflanzungsfähigkeit. Nicht die Begleiterscheinungen der Wechseljahre an sich, das kann man mit Hormonen lösen. Wenn man schwitzt, dann schwitzt man, das kriegt man in den Griff. Aber diese Selbstwertprobleme, die sexuelle Identität, Partnerschaftsprobleme – das sind Herausforderungen, die muss man anpacken und lösen, auch mit professioneller Unterstützung.

Sigrid Sator: Für viele Frauen bedeuten die Wechseljahre Abschied und Neubeginn, was meistens mit Krisen verbunden ist.

Prof. Kämmerer: Das muss keineswegs so sein! Für mich ist das Phänomen »Wechseljahre« einfach der Beginn des Alters – nicht des Greisenhaften, aber des Alters. Man ist keine Jugendliche mehr, die Adoleszenz und die ewige Kindheit sind vorbei, endgültig. Ich denke, Wechseljahre bedeuten – auch evolutionsbiologisch – einfach einen Wechsel in eine andere Lebensphase, also in die Phase des Alt-Seins. Das ist einfach so. Leben hat mit Fortpflanzung zu tun, Leben muss sich weiterentwickeln, und in dem Moment, wo diese Fortpflanzungsmöglichkeit vorbei ist, beginnt eine neue Lebensphase, nämlich die des Alterns. Natürlich: Je jünger man ist, umso schwerer ist es, das zu bewältigen.

Sigrid Sator: Die Wechseljahre sind also der Anfang einer neuen Lebensphase, auf die Frauen sich allerdings erst einlassen können, wenn sie bereit sind, das vorher Gewesene loszulassen. Wie schafft man das?

Prof. Kämmerer: Wieso kann man sich erst auf etwas Neues einlassen, wenn man das Alte loslässt? Nein, das sehe ich nicht so. Vielleicht ist das etwas, was diese Wechseljahrediskussion so schwierig gestaltet – weil man glaubt, man müsse etwas loslassen! Ich finde, man muss nichts loslassen. Oder wenn, dann ist das eine lange Überlappungsphase, in der man sich auf etwas einlässt, was vielleicht irgendwann das Andere, das Frühere uninteressant macht. Ich glaube, dass man eher anderes hinzugewinnt. Man erarbeitet, man erobert sich neue Räume, neue Lebenserfahrungen.

Sigrid Sator: Für Frauen, die über Beschwerden klagen, kann ein Blick auf den sozialen Lebenszusammenhang hilfreich sein. Was »verraten« manche Beschwerden? Ist die Erschöpfung der Eierstöcke vielleicht eher eine allgemeine Erschöpfung, welche Probleme könnte es geben, die nachts den Schlaf rauben?

Prof. Kämmerer: Vielleicht sind manche Wechseljahrbeschwerden die Manifestation einer somatoformen Störung, hypochondrischen Störung oder tatsächlich die körperliche Manifestation schwieriger psychologischer Konflikte – so wie es Phantomschmerzen gibt. Dass manche Beschwerden auch seelische Ursprünge haben können, das würde ich überhaupt nicht ausschließen. Was mir aber noch wichtiger ist: die Frage, ob die Diagnose »frühe Wechseljahre« überhaupt valide ist! Denn: Die Menstruation bleibt z. B. auch aus, wenn Menschen extrem untergewichtig sind. Das weiß man aus dem Bereich der Anorexie, von Frauen, die in schweren psychosozialen Krisen stecken oder bei Traumatisierungen. Bei frühzeitigen Wechseljahrbeschwerden würde ich das immer mit ansehen. Wenn eine 28-jährige Frau anruft und sagt, sie ist in die frühzeitigen Wechseljahre gekommen, würde ich zuerst einmal fragen: »Wie viel wiegen Sie? Haben Sie gerade eine schwierige Lebensphase hinter sich, Trennung, Trauer, Verlusterfahrungen? Sind Sie in einen Unfall verwickelt worden, haben Sie einen Flugzeugabsturz erlebt oder so etwas?« Wir wissen, dass man leider bei manchen Ärzten allzu schnell eine Diagnose verpasst bekommt, ohne dass das gesamte Lebensumfeld auch angesehen wird. Was man in diesem Zusammenhang auch nicht vergessen darf: In unserer Gesellschaft ist es immer noch so, dass psychische Probleme sehr schambesetzt sind. Darüber spricht man nicht. Aber über körperliche Probleme erzählen die Leute ohne Tabus, ob das die Hämorrhoiden sind oder Inkontinenz. Ähnliche Hemmschwellen bestehen auch bei den Wechseljahren.

Sigrid Sator: Was könnte noch hinter frühen Wechseljahren stecken?

Prof. Kämmerer: Körper und Seele bilden eine Einheit; wenn man die Diagnose Wechseljahre hat, ist damit vielleicht auch ein Krankheitsgewinn verbunden. Vielleicht muss ich nicht mehr mit meinem Mann ins Bett gehen? Vielleicht kann ich mich entziehen aus druckvollen Situationen, z. B. jetzt noch den Erben für das Handwerksunternehmen auf die Welt bringen zu müssen. Wenn ich sage: »Es tut mir herzlich leid, ich bin in die frühen Wechseljahre gekommen«, dann kann das System stabil bleiben, es muss sich nichts verändern, aber ein Druck kann möglicherweise aus dem System herausgenommen werden. Ich gucke also im Einzelfall sehr genau, wie das Umfeld aussieht: Ist es nicht auch klug von den Frauen, in die Wechseljahre zu kommen? Wofür in der Lebenssituation der betroffenen Frau sind die frühen Wechseljahre eine Lösung?

Sigrid Sator: Untersuchungen zufolge leiden diejenigen Frauen am stärksten, die sich dem neuen Lebensabschnitt ohne eigene Ziele und Perspektiven gegenübersehen. Wie kann man also die Wechseljahre selbsttätig, selbstbestimmt und aktiv »angehen«?

Prof. Kämmerer: Das gilt für alle – alle Menschen leiden, wenn sie keine Ziele und Perspektiven haben. Ob das die Pensionierung ist, die die Menschen in die Depression fallen lässt, ob das Arbeitslosigkeit ist, ob das Trennungserfahrungen sind durch Scheidung oder Tod von Partnern. Es sind immer diejenigen am stärksten betroffen, die aus sich selbst heraus nicht so viel Selbstwert, Selbstidentität haben, dass sie mit diesen Belastungen fertig werden können. Das gilt für alle kritischen Lebensereignisse. Man unterscheidet zwischen normativen und nicht-normativen Lebensereignissen. Normative Lebensereignisse sind alle erwartbaren: Einschulung, Weggang von Zuhause, Ende der Berufsausbildung, Eheschließung, das erste Kind, und dazu zählen auch die Wechseljahre. Davon zu unterscheiden sind kritische Lebensereignisse, die unerwartet kommen, die nicht normativ sind, z. B. traumatische Erfahrungen, früher Tod eines Angehörigen, Arbeitsplatzverlust und natürlich auch Wechseljahre, die zu früh kommen. Alle diese nicht-normativen kritischen Lebensereignisse sind in Bezug auf die psychologische Belastung, die mit ihnen einhergeht, potenziell viel »giftiger« und viel belastender als die normativen kritischen Lebensereignisse. Und trotzdem: Ich meine als »gestandene« Psychologin und Psychotherapeutin: Verfrühte Wechseljahre sind im Einzelfall ein großes Problem, weil sie den Lebenslauf durcheinanderbringen, so wie es viele Dinge gibt, die im Einzelfall wahnsinnig irritierend und unangenehm sind. Ich will die betroffenen Frauen gerne unterstützen und begleiten, so gut ich eben kann, aber ich warne davor, das in eine Ecke à la »Och, das ist alles furchtbar« zu stellen. Ja, es ist anstrengend, ja, es ist unangenehm und belastend – aber es ist zu bewältigen.

Typische Lebenssituationen von Frauen in den frühen Wechseljahren

Wenn Scham und Angst vor Kritik und Versagen dominieren
Szenario 1: Sandra, 38 Jahre, selbstständige PR-Beraterin, erzählt:

»Ich kam mit den frühen Wechseljahren eigentlich ganz gut zurecht, ich wollte ja nie Kinder – das war also kein ›Verlust‹ für mich. Ich nehme seit rund eineinhalb Jahren Hormone, vor allem als Osteoporose-Prophylaxe und gegen die Hitzewallungen – und die tun mir außerordentlich gut! Ich bin selbstständige Unternehmerin im PR-Bereich und muss oft vor Kunden präsentieren, Kampagnen vorstellen, Vorträge halten etc. Das war das einzig Schlimme zu Beginn der Wechseljahre: diese Hitzewallungen und Schweißausbrüche! Sie machten mir vor allem dann große Probleme, wenn sie in der Öffentlichkeit, vor anderen Leuten auftraten. Ich hatte zum einen eine Riesenangst, jemand könnte sie bemerken und entdecken, ich sei schon »so weit«, ich schämte und fürchtete mich also vor dem Urteil anderer. Zum anderen bekam ich allmählich Panik, wirklich zu versagen und nicht mehr so belastbar zu sein, wie ich und meine Umgebung es erwarteten. Am liebsten wäre ich in diesen Situationen immer vor Scham im Erdboden verschwunden, aber der tat sich leider nie auf. Zu Hause war es mir völlig egal, wenn mir der Schweiß von der Stirn tropfte oder mein Gesicht sich tomatenrot verfärbte – aber vor den Augen anderer! Meine Gynäkologin schickte mich deswegen zu ein paar Gesprächen mit einem Verhaltenstherapeuten. Dort lernte ich, mit dieser Angst vor dem Versagen und vor Kritik besser umzugehen. Ich lernte, in diesen Situationen im Hier-und-Jetzt zu bleiben und mich darauf zu konzentrieren, was ich rede und tue, statt mich durch die Augen anderer zu beobachten und mich dadurch permanent selbst zu verunsichern. Rasch erkannte ich, dass die anderen ja ohnehin kaum etwas bemerkten – und wenn, dann glaubten sie vielleicht, ich sei erkältet oder so ... Also, ICH war das Problem – nicht die anderen. Als ich das erkannte, machte es förmlich »klick« in meinem Kopf. Diese Therapie hat mich insgesamt sehr gestärkt und mir zu viel mehr Selbstvertrauen und Selbstbewusstsein verholfen. Ich rate jeder Frau, sich professionelle Hilfe zu organisieren und sich dafür bitte nicht zu schämen. Bei Magenproblemen geht man ja auch zum Facharzt, warum sollte das bei seelischen Problemen anders sein?«

Oft erzählen Frauen in den Wechseljahren, eine Hitzewallung auf einer einsamen Insel oder einfach zu Hause würde ihnen überhaupt nichts ausmachen – vor Publikum jedoch, vor Kolleginnen und Kollegen, in einem Lokal, bei einer Feier usw. wäre das schlichtweg ein Horrortrip. Diese Reaktion spiegelt sehr wohl auch den gesellschaftlichen Status von Frauen in den Wechseljahren bei uns wider. Denn warum können wir es uns nicht leisten, einfach ganz locker und achselzuckend zu sagen: »Ach du meine Güte, da kommt schon wieder so eine Hitzewallung ...«?

Manchmal sind derartige Reaktionen aber auch Ausdruck einer großen Angst vor Kritik und davor, im Beruf zu versagen. Klar: Für die jüngeren Frauen in den Wechseljahren sind schlaflose Nächte und ein sukzessiv ansteigendes Schlafdefizit oft besonders belastend. Viele zwischen 30 und 40 sind gerade an einem wichtigen Karrierepunkt angelangt und beruflich sehr engagiert; der Druck von außen (durch drohenden Jobverlust, Konkurrenzsituation etc.) ist ebenso groß wie der Druck, den sich viele Frauen selbst auflasten: in jeder Rolle (Mutter, Partnerin, Unternehmerin, Geliebte etc.) und immer perfekt sein, gepaart mit der Angst vor Versagen. Man muss funktionieren, geistig und körperlich fit sein, um mithalten zu können, und hat keine Zeit und Nerven für kurze Nächte! Oft gerät man dadurch in einen bösen Teufelskreis: Der Griff zur Schlaftablette ist allzu leicht, eine psychische und körperliche Abhängigkeit rasch hergestellt – oft hilft dann nur noch professionelle Hilfe von außen, um diesen Teufelskreis wieder durchbrechen zu können.

Diese sozialen Ängste und/oder Leistungsängste manifestieren sich besonders stark am Arbeitsplatz. Wir fürchten uns vor Fehlentscheidungen und Kritik, haben Angst zu versagen und in der Folge womöglich den Job zu verlieren, und fürchten, unsere vermeintlichen »Schwächen« vor anderen sichtbar zu zeigen. Wir argwöhnen, man könne uns die kurzen Nächte ansehen, unsere Müdigkeit und mangelnde Konzentration bemerken – oder wir genieren uns einfach wegen der Hitzewallungen und Schweißausbrüche und fürchten, Hohn und Spott der Kolleginnen und Kollegen oder Vorgesetzten zu ernten. Wir sind sozusagen »nicht mehr makellos« – und dadurch angreifbar und verletzbar. Es tauchen Fragen auf wie: »Was passiert, wenn ich die Anforderungen nicht mehr wie gewünscht bewältigen kann? Wie lange ist mein Arbeitsplatz noch sicher? Wo finde ich einen besseren Arbeitsplatz? Wer stellt mich ein, wenn ich über 35 oder gar über 40 Jahre alt bin?« Mögliche Folgen dieser Ängste: anhaltende Ermüdung, Erschöpfung, Gereiztheit, Depressionen, Burn-out.

Wenn Sie wissen, was Sie sind und was Sie nicht sind, was Sie können und was nicht, und wenn Sie dazu stehen, ohne sich ständig selbstkritisch zu beobachten und zu verunsichern, dann brauchen Sie sich nicht mehr vor dem Urteil der anderen zu fürchten:

- Stehen Sie zu sich, akzeptieren Sie Ihr So-Sein samt Schweißausbrüchen, Müdigkeitsattacken und Momenten der Unkonzentriertheit, Abgespanntheit und Launenhaftigkeit. Sagen Sie sich: »Ich darf so sein« – und die anderen werden mit ihren Urteilen keine Macht mehr über Sie ausüben können.

- Wenn Sie mit anderen Leuten zusammen sind, gehen Sie auf die Leute ein und konzentrieren Sie sich nicht auf Ihre eigenen körperlichen Symptome. Sie werden sonst ständig zur Beobachterin Ihrer selbst, verlieren tatsächlich den sozialen Bezug und bekommen Kommunikationsschwierigkeiten, etwa wenn Sie gar nicht wissen, was der andere gesagt hat, weil Sie so auf Ihr Rotwerden oder Schwitzen geachtet haben.

- In gleicher Weise sollten Sie sich, wenn Leistung von Ihnen gefordert wird, auf die gestellte Aufgabe und nicht auf Ihren Körper und die anderen Menschen konzentrieren.

- Falls Sie sich davor fürchten, dass Schweißausbrüche und Hitzewallungen im Büro bemerkt werden: Gehen Sie im Geiste alle Situationen durch, die Ihnen schon im Vorfeld Angst machen, und überlegen Sie sich, wie Sie in den jeweiligen Situationen selbstsicher, humorvoll, witzig usw. reagieren könnten. Überlegen Sie sich Sätze und Formulierungen, die Sie dann »im Bedarfsfall« rasch aus der rhetorischen Tasche ziehen können. Das entspannt und entkrampft ungemein und Sie fühlen sich letztlich der Situation gegenüber nicht mehr so ausgeliefert.

- Vergegenwärtigen Sie sich, dass von Ihrer Hitzeattacke außer Ihnen wahrscheinlich ohnehin niemand etwas bemerken wird. Der Fokus der Anwesenden liegt völlig woanders! Man weiß dies von Reden, Ansprachen und anderen öffentlichen Auftritten: Selbst wenn der

Vortragende auf der Bühnen vor lauter Lampenfieber Herzrasen, eine zittrige Stimme u. Ä. bekommt und glaubt, jeder im Saal bemerke sein Versagen, registrieren die meisten Anwesenden – nichts!

Wenn die Partnerschaft an den frühen Wechseljahren zerbricht
Szenario 2: Katharina, 38 Jahre, Reisebüro-Angestellte:

»Für mich war die Diagnose ein Riesenschock – aber rückwirkend betrachtet, noch mehr für meinen damaligen Mann. Er hat es – so meine Diagnose – letztlich nicht verkraftet, dass ich kein Kind mehr bekommen konnte, irgendwie war ich in seinen Augen keine vollwertige Frau mehr. Statt mir zu helfen und mich zu unterstützen, zog er sich immer mehr zurück, bis wir uns nichts mehr zu sagen hatten. Wir schliefen nicht mehr miteinander, sprachen nur noch das Notwendigste. Ich war ja durch die vorzeitigen Wechseljahre an sich schon belastet und verunsichert genug – und dann auch noch der Bruch in der Ehe. Natürlich war auch bald eine »Andere«, eine noch Jüngere mit im Spiel. Ich wollte, dass er zum Arzt mitgeht, dass wir eine Therapie machen – keine Chance. Jetzt, mit etwas Abstand muss ich sagen: Es tut mir leid – und er tut mir leid. Es gab keine andere Wahl, als sich zu trennen. Ich lebe jetzt alleine, und mir geht es soweit ganz gut. Oft genieße ich es sogar, auf niemanden mehr Rücksicht nehmen zu müssen und viel Zeit und Raum für mich alleine zu haben. Mir wurde jetzt erst bewusst, auf wie vieles ich in den 11 Jahren Ehe verzichtet habe! Naja, und andere Männer? Ein recht netter Kollege von mir macht mir andauernd Avancen und Komplimente – ein wenig Zeit brauche ich noch, dann werde ich wohl einmal ausgehen mit ihm. Wie lange es noch dauern wird, bis ich wieder eine Beziehung eingehe? Keine Ahnung. Ich überstürze nichts.«

Manchmal sind die Wechseljahre sozusagen der Anlass, aus einer ohnehin schon längst unbefriedigenden (sexuellen) Beziehung auszusteigen. Hintergrund dafür sind meist »alte« sexuelle Probleme und eine ebenfalls schon lange bestehende sexuelle Lustlosigkeit. Oder diese Ausnahmesituation – siehe Beispiel oben – stellt die Tragfähigkeit einer Beziehung auf die Probe; nicht immer hält sie dieser stand. Nutzen Sie professionelle Hilfe (Selbsthilfegruppen, Gesprächstherapie, Familienberatungsstellen u. Ä.), wenn Sie merken, dass Ihre

Partnerschaft in eine Schieflage gerät. Die Wechseljahre sind herausfordernd – für Sie in der Gesamtheit der sich nun ergebenden Veränderungen, für Ihren Partner und für Ihre Partnerschaft. Sie fordern Sie beide heraus, sich diesem Neuen zu stellen, es in das Leben zu integrieren – und sich vielleicht dadurch noch besser und wieder neu kennenzulernen. Verfrühte Wechseljahre können so gesehen auch eine wunderbare Chance auf eine hinterher gestärkte Beziehung sein! Nehmen Sie die Herausforderung an:

- Werden Sie selbstständiger, selbstbewusster und unabhängiger! Viele Frauen hängen zu sehr am Partner und an den Eltern. Neben den schönen Seiten einer sehr engen Beziehung zeigen sich hier aber auch die Schattenseiten: Sie behindern die Entwicklung eines eigenständigen Lebens, sodass latente oder offene Angst vor dem Alleinsein besteht, mit der man nicht umgehen kann.

- Fragen Sie sich ehrlich: Hängen Sie zu stark an Ihrem Partner? Wollen Sie es auch als Erwachsener immer noch Ihren Eltern recht machen? Bekommen Sie Schuldgefühle, wenn Sie sich Ihren Eltern gegenüber stärker abgrenzen?

- Leben Sie auch dann ein selbstständigeres Leben, wenn sich Ihr Partner plötzlich darüber beschweren sollte, Sie seien seit Ihren frühen Wechseljahren weniger verfügbar! Langfristig wird Ihre größere Freiheit und Zufriedenheit auch Ihren Angehörigen zugute kommen.

- Leben Sie einen gesunden Egoismus – gesund in dem Sinne, dass Sie nicht die Rechte anderer Menschen beschneiden und dass Sie in Übereinstimmung mit Ihren Werten leben. Überlegen Sie, was Sie sich für sich selbst wünschen. Gibt es genügend Raum und Zeit, um diese Bedürfnisse auch leben zu können? Wenn nein, dann sollten Sie sich eine mehr oder weniger sanfte Korrektur Ihrer Lebenssituation überlegen.

Und bedenken Sie: Auch Männer kommen in die Wechseljahre und erleben eine Art Midlife-Crisis; gerade bei jungen Frauen in den Wechseljahren kann diese Krise zeitgleich mit ihrem eigenen Klimakterium eintreten. Oft fällt es Männern schwerer als Frauen, sich mit ihren Problemen auseinanderzusetzen, ja sich diese überhaupt erst einzugestehen. Stress, Stimmungsschwankungen, miserable Laune u. Ä. – die möglichen Folgen des »männlichen Klimakteriums« werden dann nur allzu oft der Partnerin in die Schuhe geschoben. Ihre einzige Möglichkeit: Grenzen Sie sich solchen Vorwürfen gegenüber strikt ab, lassen Sie es nicht zu, dass Sie die Wurzel aller Probleme sein sollen – verweigern Sie aber nicht ein konstruktives Gespräch. Manchmal ist die Beziehung aber tatsächlich nicht mehr zu retten, der einzig gangbare Weg heißt: Trennung.

Wenn zu Hause gleich zwei mit Hormonumstellungen zu kämpfen haben
Szenario 3: Martha, 39 Jahre, Biobäuerin:

»Bei uns beiden ging es ziemlich zeitgleich los: Meine älteste Tochter kam in die Pubertät und ich in die vorzeitigen Wechseljahre. Das waren ein paar sehr emotionsgeladene Jahre! Ein Wunder eigentlich, dass wir diese Zeit so unbeschadet überstanden haben. Meine Tochter war eine Pubertierende, wie es im Buche steht: widersprüchlich, gereizt, launisch, angriffslustig. Und ich war ja auch ziemlich aus der Balance geraten – wusste nicht mehr: Bin ich alt oder jung, sexy oder nicht, attraktiv oder senil, ohnehin bald Omi oder doch noch aktive Mittdreißigerin? Ich war ja selbst auf der Suche nach mir und konnte meiner Tochter lange wohl nicht die weise Ratgeberin und starke Begleiterin sein, die ich hätte sein sollen und wollen. Mein Mann hat bei diesem Tohuwabohu eine Zeit lang – wohl etwas fassungslos, wie sich Frau und Tochter aufführten – zugesehen und dann recht konsequent durchgegriffen. Wir haben neue Familien-Spielregeln aufgestellt, an die sich jeder von uns von nun an halten musste; die betrafen den Umgangston miteinander; Zeichen, wenn jemand von uns eine Auszeit oder eine kurze Erholungsphase brauchte, in der er in Ruhe gelassen werden wollte; genaue Abmachungen, wer wann und wo mithelfen sollte etc. Diese Regeln haben wir auf ein großes Plakat geschrieben und gezeichnet und sichtbar für alle in der Wohnküche aufgehängt. Wer sich an seine Verpflichtungen gehalten hat, bekam einen kleinen goldenen Stern, wer nicht – einen schwarzen Punkt. Jedes Wochenende gab es eine »Familienkonferenz«, in der offene Fragen, Veränderungswünsche etc. besprochen wurden. Ein paar Freunde von uns haben uns ordentlich ausgelacht, gemeint, das sei kindisch … Uns war das egal, denn: Es hat funktioniert! Der Alltag ist jetzt reibungsloser und harmonischer als je zuvor.«

Umbrüche verunsichern – nicht nur einen selbst, sondern auch Partner, Kinder, Freunde, Angehörige. Die Hitzewallungen, Schlafstörungen, depressiven Verstimmungen machen reizbar – und das kann die Umgebung ganz schön nerven! Da passiert es dann schon mal, dass der Familienfrieden gehörig ins Wanken gerät und statt Liebe, Spaß und Gelassenheit Krach und Streit regieren. Schwierig, dann auch noch für eine entspannte Atmosphäre zwischen Mutter und Tochter zu sorgen!

Diese Situation macht jungen Frauen in den Wechseljahren doppelt – und oft schmerzlich – bewusst, dass ein wichtiger Lebensabschnitt nun endgültig dem Ende zugeht. Da tauchen vielleicht sogar Gefühle des Neids auf die junge Tochter auf, die nun an der Schwelle ihrer Fruchtbarkeit steht, während die der Mutter (zu früh) versiegt. Die Tochter tritt in etwas ein, wovon sich die Mutter nun verabschieden muss und was auch nicht mehr nachzuholen ist. Diese Neidgefühle werden umso mächtiger, je mehr die Mutter das Gefühl hat, in ihrem eigenen Leben etwas verpasst zu haben. Auch hier gilt es, von etwas Abschied nehmen zu müssen, von Möglichkeiten, von Chancen – gelebten und ungelebten. Die Jung'sche Psychoanalytikerin Verena Kast meint dazu:

»Diese Auseinandersetzung mit der Tochter, der jungen Frau mit den Möglichkeiten ihres Alters und ihrer Generation müssen aber auch jene Frauen leisten, die nicht die Mutterrolle gelebt haben. Auch sie werden – in ihrer Arbeit, im Privatleben, wo auch immer – ständig mit jenen Frauen konfrontiert, die das Leben noch vor sich haben, die ihnen sogar im Beruf den Rang ablaufen können. Dieser leise Neid, wenn er vorhanden ist, wirft die Frage auf, ob man aus seinem Leben wirklich gemacht hat, was man machen konnte. Oder was jetzt noch davon verwirklicht werden kann. Abschied nehmen muss man in dieser Phase auch von den jugendlichen Entwürfen, den hochfliegenden Plänen der jungen Jahre, die dem Leben Richtung, Anreiz und Herausforderung gegeben haben. Sind sie eingelöst – oder eben nicht? [...] Gelingt es aber, aus den jugendlichen Träumen das Lebens-Thema herauszulösen, das bedeutsam gewesen wäre, und es nun altersgemäß zu verwirklichen, können gerade aus dieser Enttäuschung Lebensimpulse für die Zukunft gewonnen werden. Wenn aber diese Träume in der Radikalität des Jugendlichen erfüllt werden sollen, dann drohen noch mehr Enttäuschungen als zuvor. Die Trauer über das Nicht-Gelebte im Leben wird abgewehrt, wenn man sich in eine jugendliche Position und damit in die Illusion begibt, das ganze Leben liege noch vor einem.«[14]

Einer pubertierenden und damit erwachsen werdenden Tochter beizustehen, sollte die Mütter eigentlich dazu bringen, sich auf ihre altersgemäße Rolle zu besinnen, raten Psychologinnen und Psychologen meist. Doch welche Rolle übernimmt eine 38-Jährige, die selbst gerade in die Wechseljahre hineingeschubst wurde? Der für ihre neue Lebensrolle vielleicht selbst gerade das passende Vorbild fehlt? Oft begegnen offene, aktive Mütter der erwachenden Sexualität der Tochter geradezu mit einer Flucht nach vorne, sie bekommen Angst vor dem Alter und versuchen mit allen Mitteln, sich Jugendlichkeit und Attraktivität zu erhalten. Passivere, zurückgezogenere Frauen verfallen dagegen oft in Trauer und Niedergeschlagenheit. Nach dem Motto: »Das Leben ist gelaufen«. Hier finden Sie einige Anregungen, wie Sie diese Phase besser bewältigen können:

- Versuchen Sie, Ihr wahres biologisches Alter zu reflektieren und nach diesem zu handeln und zu leben. Machen Sie sich nicht jünger oder älter!

- Mutieren Sie nicht zur kumpelhaften Freundin Ihrer Tochter. Dafür gibt es die gleichaltrigen Mädchen – Mutter gibt es nur eine einzige.

- Die Familienkonferenz ist ein bewährtes Mittel, wenn der Familienalltag aus dem Lot geraten ist. Dabei setzen sich Eltern und Kinder regelmäßig zusammen und besprechen Wünsche, Probleme, Vorschläge. Jeder darf ohne Unterbrechung und Wertung seine Meinung kundtun! Schreiben Sie die Abmachungen und Vereinbarungen unbedingt auf.

- Achten Sie darauf, dass Sie trotz der hormonellen Chaosphase Ihrer Tochter (oder Ihres Sohnes) selbst nicht zu kurz kommen. Fordern Sie Ihre Wünsche und Bedürfnisse konsequent ein, sprechen Sie sie klar und deutlich aus. Wenn Sie vielleicht jahrelang zurückgesteckt haben, bedeutet das für Ihre Familie ebenfalls ein Stück Umgewöhnungsprozess. Geben Sie sich und Ihrer Umgebung Zeit dafür.

Wenn die Angst vor dem Alter dominiert
Szenario 4: Tanja, 39 Jahre, Verkäuferin:

»Ich kam mir wie eine Außerirdische vor – unter all meinen gleichaltrigen Freundinnen, bei denen es in den Gesprächen um Verhütung, PMS, Tamponmarken u. Ä. ging. Ich traute mich gar nicht, von meiner Krankheit – ja, zu Beginn empfand ich mich krank! – zu erzählen. Ich fühlte mich, als sei ich nicht mehr 37, sondern 67 ... Ich war furchtbar aggressiv und fast böse zu allen anderen Frauen in meinem Alter um mich herum. Neid und Panik vor dem Älterwerden – das wurde mir später klar! Ich änderte alle paar Wochen mein Aussehen – mal machte ich auf »jugendlich« mit Jeansröcken, Ballerinas und pinken Haarsträhnen, dann wieder auf extrem elegant und »madamig«. Ich war total aus der Balance, verwirrt, und das Gespür für mich als Person war ziemlich verschüttet. Mein Arzt riet mir zu einer Psychotherapie, als er meine Verfassung bemerkte; seitdem geht es mir besser. Ich fühle mich jetzt wieder wie 39 – halt in den Wechseljahren, aber einfach noch jung. Relativ rasch traute ich mich dann sogar, meinen Freundinnen reinen Wein einzuschenken – das tat gut, aber ich war furchtbar nervös vorher. Schon seltsam, oder? Da erfährt man von einer Situation, die das ganze Leben beeinflusst – und wichtig ist bloß, was die Umgebung dazu sagt.«

Wir leben in einer Zeit, in der Jugendlichkeit, Attraktivität und Schönheit sehr hoch geschätzt werden. Zu hoch? Selbst die Titel von Büchern, Publikationen, Flyern und Medikamenten-Werbungen zur Menopause und zum Altern sprechen da Bände: »*Wechseljahre: So bleiben Sie jung, schön und sinnlich*«, »*Der Jugendfaktor – Das 10-Stufen-Programm gegen das Altern*« oder »*Forever young – das Altern besiegen*«. Alter und Altwerden sind in unserer Gesellschaft leider noch immer recht negativ besetzt, sie werden gleichgesetzt mit körperlichem und geistigem Verfall und Pflegebedürftigkeit. Die gesellschaftlich höhere Akzeptanz älterer Menschen und ihr offensiveres und stärkeres Auftreten in der Öffentlichkeit – Stichworte sind z. B. »die aktive und kaufkräftige Generation 50+«, die »grauen Panther« u. Ä. – sind erst eine leise Errungenschaft der letzten Jahre und wohl noch nicht wirklich in den Köpfen verankert.

Kein Wunder, dass so manche junge Frau in den Wechseljahren vor dem Älterwerden Angst hat, was meist mit einer grundsätzlichen Verunsicherung der eigenen weiblichen Identität einhergeht. Das Alter pocht sozusagen mal an die Tür, obwohl sich ja die betroffenen Frauen erst in den 30-ern oder frühen 40-ern bewegen. Klimakterium ist gleichbedeutend mit Alter, so ist das nun mal in den Köpfen verankert. Und wenn dann noch ärztliche Verunsicherung à la »nachlassende Hormonproduktion = beginnender Alterungsprozess« hinzukommt, ist es klar, dass sich manch eine junge Frau in den Wechseljahren plötzlich wie 70 fühlt. Junge Frauen in den Wechseljahren haben oft Angst davor, durch die hormonelle Umstellung früher zu altern und dann für den Partner, die Umwelt nicht mehr attraktiv genug zu sein. »In unserer Gesellschaft muss man schick, jung, dynamisch, makellos und dünn sein – sonst hat man doch keine Chance«, klagte eine Betroffene. Vielleicht hilft Ihnen einer der folgenden Tipps aus der »Alters-Falle«?

- Lösen Sie sich von diesem Diktat des Jugend- und Schönheitswahns! Beginnen Sie, die Attraktivität, Schönheit, Stärke und Lebendigkeit von älteren Frauen, von älteren Menschen allgemein, zu sehen, zu schätzen und von diesen zu lernen. Kennen Sie ältere Frauen, die Sie um Rat fragen könnten, die Ihnen auf irgendeinem Gebiet weit voraus sind? Suchen Sie bewusst Kontakt zu älteren Frauen und nehmen Sie deren Kraft und Ausstrahlung wahr und an. Lassen Sie sich ein auf das Abenteuer »Alter«. Bemühen Sie sich, die beeindruckenden und positiven Eigenschaften von Frauen wegen ihres Alters und nicht trotz ihres Alters wahrzunehmen.
- Nehmen Sie den Jugend- und Schönheitskult via Medien (vor allem im Fernsehen, in den Zeitungen, in der Werbung) kritisch unter die Lupe und demaskieren Sie Slogans und Werbesprüche, die nur die äußeren Aspekte der Weiblichkeit und des Frau-Seins ins positive Licht rücken. Kaufen Sie sich Literatur über die Mechanismen von Werbung und PR und lassen Sie sich nicht mehr als unmündige Konsumentin hinters Licht führen und manipulieren.
- Machen Sie vor allem konsequent weiterhin alles, was Sie aufgrund Ihres biologischen Alters tun würden. Verhalten Sie sich nicht so, als wären Sie plötzlich 10 Jahre älter, wo Ihnen verschiedene Dinge nicht mehr zustünden! Gönnen Sie sich alle nur erdenklichen Annehmlichkeiten – von schicker Kleidung, Make-up und modischer

Frisur bis hin zu tollen Restaurantbesuchen, Kulturgenuss und Discovergnügen.

- Meiden Sie nicht gleichaltrige Frauen aus Angst davor, bei jedem Vergleich schlechter als die anderen abzuschneiden.
- Vermeiden Sie in Gesprächen die Thematik der vorzeitigen Wechseljahre nicht, reden Sie aber auch nicht ständig davon in einer Weise, als müssten Sie sich dafür entschuldigen oder gar bedauern lassen.
- Denken Sie daran: »Fürchte nicht, dass der Körper, sondern dass die Seele altert.« (Chinesisches Sprichwort)

»Eine Frau ohne Menstruation, ist das überhaupt noch eine Frau? Wer die Broschüren zum Thema Wechseljahre in den Gynäkologen-Praxen betrachtet, bekommt bald ernste Zweifel. Denn die ›reifere‹ Frau wird dort dargestellt als ein Wesen, das – von Hitzewallungen geschüttelt, von brüchigen Knochen in seiner Beweglichkeit eingeschränkt – vertrocknet und runzelig seiner Vergreisung entgegensieht. Obwohl fast alle Symptome der Wechseljahre (mit Ausnahme der Hitzewallungen und einer trockenen Vagina) Männer ebenso betreffen, werden nur Frauen als ›Hormonmangelwesen‹ abgestempelt.«[15]

Die neue Situation erfassen und in den Alltag integrieren

Das Tagebuch – ab heute Ihr ständiger Begleiter

Vielen Frauen hilft ein regelmäßig geführtes Tagebuch, eine Art »Symptomkalender«, um mit den Folgen der Wechseljahre besser fertig zu werden und überhaupt einmal ein genaues Bild des tatsächlichen Leidensdrucks zu erhalten. In diesem Buch halten Sie täglich die Art, Häufigkeit und Intensität der Belastungen fest; ergänzen Sie diese mit einer Spalte, in der Sie vermerken, wie es Ihnen psychisch geht, ob etwas Besonderes vorgefallen ist u. Ä. Sie können auch – falls gewünscht – Ihre Basaltemperatur eintragen, um festzustellen, ob Sie noch einen Eisprung haben. So in etwa könnte Ihr Wechseljahre-Tagebuch aussehen:

Datum	(Tag und Zeit)
Körperliche Symptome	konkrete Auflistung (z. B. Schlafstörungen, Herzrasen, Schwitzen …)
Psychische Symptome	konkrete Auflistung (z. B. weinerlich, aggressiv, müde, ausgeglichen, fröhlich, energiegeladen …)
Gedanken und Gefühle	möglichst differenzierte Darstellung (z. B. »Ich bin unzufrieden mit meiner Beziehung und muss dringend ein klärendes Gespräch führen«; »Ich möchte die Beziehung zu meiner Kollegin verbessern« …)
Allgemeines Befinden	sonstiger Zustand (z. B. »am Morgen sehr müde wegen der Feier gestern«; »bin erkältet« …)
Besonderheiten und psychosozialer Kontext	alles, was sonst noch wichtig sein könnte (z. B. »heute wichtige Besprechung in der Firma«; »Sohn ist krank« …)
eventuell Basaltemperatur Blutung	(ja/nein; Stärke)
Medikamente	(falls Sie z. B. eine Hormontherapie machen und noch die optimale Dosierung u. Ä. finden müssen)
Life Style	Sport, Ernährung u. Ä.
Zufriedenheitsmaß	ein Wert zwischen 0 (es geht mir sehr schlecht) und 10 (es geht mir so richtig gut)

Die Aufzeichnungen Ihres allgemeinen Befindens sowie des psychosozialen Kontexts sind sehr wichtig, damit Sie sehen können, in welchem Bedingungsgefüge Ihre Wechseljahrebeschwerden auftreten. Manchmal werden Sie dann erkennen, dass Ihr miserabler Zustand gar nichts mit den Wechseljahren an sich zu tun hat, sondern vielmehr mit einem Streit in der Familie, einem frustrierenden Erlebnis in der Firma, einer tiefen Unzufriedenheit in der Beziehung u. Ä. Und es ist auch sehr befreiend, wenn die »Note« Ihrer Zufriedenheitsskala (Sie können diese Spalte auch Ihr »Glücksbarometer« nennen!) im Laufe eines Monats kontinuierlich ansteigt; oder Sie stellen fest, dass sich die Kurve eigentlich im Schnitt ohnehin meist zwischen 5 und 7 bewegt. Also, kein Grund zum Jammern! Aus dieser immer facettenreicheren Analyse haben Sie Ihre Wechseljahrebeschwerden schwarz auf weiß vor sich und bekommen sie immer besser in den Griff.

Darüber hinaus hat regelmäßiges Tagebuchschreiben bei starkem innerem Druck einen großen therapeutischen Effekt: Sie setzen sich dabei ganz bewusst mit Ihren Gedanken und Gefühlen auseinander und lernen, damit umzugehen. Sie können bestimmt nicht immer die äußeren Umstände unter Kontrolle bekommen, wohl aber Ihre inneren Zustände! Schon Hippokrates sagte: »Für was man Worte hat, darüber ist man schon hinweg.« Beim Schreiben oder Reden zwingen Sie sich dazu, Ihre vielleicht konfusen Gedanken zu ordnen und damit irgendeinen Lösungsweg anzupeilen. Beim reinen Nachdenken besteht die Gefahr, dass Sie ständig den Gedanken hinterherjagen.

Professionellen Rat suchen – verschiedene Therapiemöglichkeiten nutzen

»Ohne eine Therapie hätte ich die frühen Wechseljahre längst nicht so gut und vor allem nicht so rasch verarbeitet. Mir ist nach der Diagnose einfach alles über den Kopf gewachsen, ich wusste nicht, wo beginnen, was tun, wie es meinen Kindern, meiner Umgebung sagen ... Hormone ja oder nein, was kommt da überhaupt auf mich zu? In meinem Kopf war Chaos pur! Eine Freundin riet mir zu einer Gesprächstherapie. Am Anfang war ich skeptisch, aber schon nach der ersten Einheit erleichtert und froh! Ich fühlte mich rundherum verstanden und angenommen. Gemeinsam mit der Therapeutin schaffte ich es, alle Probleme in kleine Happen aufzuteilen und Schritt für Schritt anzupacken – auch unangenehme Dinge. Nach ein paar Wochen hatte ich eine Krise, spürte nur noch unendlich viel Wut auf alles und jeden. In der Therapie erfuhr ich, dass das ein wichtiger Schritt sei, endlich zu meinem ›Ich‹ tief drinnen vorstoßen zu können. Meine Therapeutin erklärte mir, was hinter dieser Wut steht: Enttäuschung über die vielen ungelebten Chancen in meinem Leben. Nun bin ich dabei, mein Leben neu zu ordnen und auch einiges umzukrempeln. Meine Therapiestunden sind mir nach wie vor ›heilig‹ und ein wichtiger Fixpunkt in meinem Leben.« (Kristin, 43 Jahre)

In den frühen oder vorzeitigen Wechseljahren kann es immer wieder zu seelischen Krisen kommen, die einer professionellen Unterstützung bedürfen. Schämen Sie sich bitte nicht dafür, einen Psychologen oder eine Psychotherapeutin aufzusuchen! Körperliche Probleme klären Sie ja auch bei einem Spezialisten ab – also liegt es nur nahe, bei psychischen Problemen ebenfalls einen Experten bzw. eine Expertin zu kontaktieren. Oft reichen ein, zwei kurze Beratungseinheiten – und der »Knoten im Hirn« löst sich. Außerdem: Individuelle Probleme brauchen individuelle Lösungen. Manchmal ist es schwer, Patentrezepte aus Büchern oder gut gemeinte Tipps von Freunden anzunehmen und sinnvoll umzusetzen. Der unabhängige, objektive Blick einer Expertin von außen kann in eine verfahrene oder hoffnungslos erscheinende Situation eine wahrlich befreiende Dynamik bringen.

Traurig, aber wahr: Im Laufe eines jeden Jahres erleiden 27 Prozent der EU-Bevölkerung – also über ein Viertel – mindestens eine psychische Störung wie z. B. eine Depression, Alkohol- oder Drogenabhängigkeit, Panikstörung u. Ä. Das Risiko, irgendwann im Leben einmal an einer psychischen Störung zu erkranken, liegt allerdings mit über 50 Prozent der Bevölkerung wesentlich höher! Die wahrscheinlich sinnvollste Behandlung (neben der in manchen Fällen sogar notwendigen Einnahme von Psychopharmaka) ist eine Psychotherapie. Neben einer »richtigen« seelischen Erkrankung gibt es noch viele andere Gründe, die für eine Therapie sprechen: familiäre, partnerschaftliche oder berufliche Probleme, Krisensituationen (wie eben bei manchen Frauen in den frühen Wechseljahren), Phasen mit einer notwendigen Neuorientierung des Lebens, die Aufarbeitung unbewältigter Ereignisse in der Vergangenheit, die Weiterentwicklung der Persönlichkeit und vieles mehr.

Aber welche Therapieform ist für mich und mein Problem die richtige? Das ist die nächste Frage, die gar nicht leicht zu beantworten ist. In den letzten Jahrzehnten ist der »Psycho-Markt« für Laien fast unüberschaubar geworden; zu den seriösen Angeboten ausgebildeter

Expertinnen und Experten gesellen sich immer mehr zweifelhafte »Therapieformen« und nicht nachvollziehbare Therapieansätze. Hände weg davon! Aber selbst auf dem reinen Psychotherapiemarkt sind die unterschiedlichen Bezeichnungen und Ansätze äußerst verwirrend; sie divergieren auch zwischen Deutschland und Österreich.

In Österreich wurde Anfang, in Deutschland Ende der 1990er-Jahre nach jeweils jahrelangem Ringen der Bereich der Psychotherapie gesetzlich geregelt. Die Berufsbezeichnung »Psychotherapeut« ist seither gesetzlich geschützt, die Ausbildung durch bestimmte Richtlinien vereinheitlicht. In Österreich wurde in einem eigenen Gesetz auch der Bereich der Gesundheitspsychologie und der Klinischen Psychologie geregelt, sodass hier auch die klinisch-psychologische Diagnostik und Behandlung rechtlich definiert ist.

In Österreich war die Gesetzgebung im Vergleich zu Deutschland um acht Jahre voraus, es gibt jedoch noch immer keine Kassenverträge für Psychotherapie. In Deutschland wurden die berufsrechtlichen und die sozialversicherungsrechtlichen Bestimmungen gleichzeitig in Kraft gesetzt. In Österreich sind mittlerweile 21 Psychotherapiemethoden, in Deutschland nur die Analyse (nach Freud, Adler und Jung), die Tiefenpsychologie (d. h. eine gekürzte analytische Methode) und die Verhaltenstherapie »wissenschaftlich« anerkannt. In Deutschland dürfen nur drei Berufsgruppen Psychotherapie ausüben (Ärztliche Psychotherapeuten, Psychologische Psychotherapeuten, Heilpraktiker).

Der Psychotherapeut Dr. Hans Morschitzky meint in Bezug auf die Psychotherapielandschaft: »Viele Wege können zum gleichen Ziel führen. Die zahlreichen Psychotherapieverfahren vermitteln oft den Eindruck von widersprüchlichen Vorgangsweisen im Umgang mit denselben Problemen. Hier ist ein Hinweis wichtig: Tatsächlich intervenieren in der klinischen Praxis erfahrene Therapeuten oft ähnlicher, als von ihrer unterschiedlichen theoretischern Ausrichtung her zu erwarten wäre.« Empfehlenswerte Anlaufstellen, um an gute Adressen zu kommen, sind die jeweiligen Berufsverbände für Psychotherapie. Neben einer Einzeltherapie kann auch eine Gruppentherapie hilfreich sein.

Selbsthilfegruppen – Unterstützung durch Gleichgesinnte
In vielen größeren Städten bieten Frauen- und Familienzentren, Weiterbildungsinstitute, Ärztezentren, Krankenhäuser usw. Selbsthilfe-

gruppen zum Thema Wechseljahre an. Oft gibt es als Einstieg offene Vorträge, bei denen man die anderen Interessentinnen schon ein wenig »beschnuppern« kann. Nutzen Sie derartige Angebote! Bei ähnlich »Betroffenen« können Sie sehr viel Verständnis, Halt und Kraft finden.

Das Internet – der anonyme Helfer

Suchen Sie mal in diversen Suchmaschinen des World Wide Web (vor allem bei Google) Informationen zu den Stichworten Wechseljahre, frühe Wechseljahre, vorzeitige Wechseljahre, Kinderwunsch usw. Sie werden erstaunt sein: Es hagelt zwar nicht wirklich weiterführende fachliche Informationen, man findet aber doch einige recht interessante und gut besuchte Foren, in denen sich die Frauen austauschen und sich mit Rat und Tat weiterhelfen; auf manchen Websites gibt es auch Links zu Ärztinnen und Ärzten, die man direkt bei konkreten Fragen kontaktieren kann.

Wechseljahreberaterin – ein neuer Beruf

In den Niederlanden arbeiten sie schon seit 1999: die Wechseljahreberaterinnen. In Deutschland fassen sie erst allmählich Fuß – als neue Schnittstelle zwischen dem Haus- und/oder Facharzt auf der einen und der Frau in den Wechseljahren auf der anderen Seite. Ihr Ziel ist eine umfassende »ganzheitliche« Begleitung der Frauen durch die Menopause – von der Aufklärung über körperliche Aspekte bis hin zu Selbstbewusstseinstraining. Ausgebildet werden die Beraterinnen derzeit bei der Gesellschaft für Geburtsvorbereitung (GfG) und bei der niederländischen Organisation *Care for Women*. Sie erhalten eine profunde Ausbildung in Gesprächsführung & Co., das notwendige Wissen über die körperlichen, psychischen und sozialen Seiten der Wechseljahre, über Prävention, Altersvorsorge usw.

Care for Women, seit kurzem auch in Deutschland vertreten, bildet ausschließlich Krankenschwestern und Hebammen zur Wechseljahrebegleiterin aus. 1000 Krankenschwestern und Hebammen will *Care for Women* in Deutschland schulen lassen, um möglichst wohnortnahe Wechseljahreberatungen anbieten zu können. In den Niederlanden haben in den vergangenen Jahren 25000 Frauen eine Beratung in Anspruch genommen. Erfahrungen von dort zeigen, dass Frauen im

Schnitt fünf Termine wahrnehmen, bis ihre akuten Fragen zu den Wechseljahren geklärt sind. Andere Frauen hingegen brauchen langfristige Hilfe und werden über Jahre begleitet. Im Gegensatz zu niederländischen Krankenkassen übernehmen die Kassen in Deutschland die Honorare der Wechseljahreberaterin bislang nicht; diesbezüglich laufen jedoch erste Gespräche. Informationen zu den beiden Organisationen finden Sie im Anhang.

Wechseljahre – die Chance auf ein erfüllteres Leben

Gespräch mit Brigitte Hieronimus, zertifizierte Paarberaterin und Coach für Frauen in den Wechseljahren, Borken in Westfalen

Sigrid Sator: Frau Hieronimus, Sie unterstützen und coachen Frauen bei Problemen in den Wechseljahren, haben in diesem speziellen Bereich eine bald 10-jährige Erfahrung. Was sind denn die häufigsten Fragen, die Ihnen gestellt werden?

Brigitte Hieronimus: Die meisten Schwierigkeiten haben Frauen – egal ob es sich um besonders junge handelt oder um »normal ältere« – mit den drei Themen Sexualität, Fruchtbarkeit und Attraktivität. Die am häufigsten gestellten Fragen betreffen zunächst das äußere Erscheinungsbild – wenn sich zum Beispiel das Gewicht verändert, damit freundet sich keine einzige Frau gerne an! Niemand scheint darüber Bescheid zu wissen, dass sich der Stoffwechsel in den Wechseljahren stark verändert, er arbeitet auf Sparflamme. Abgesehen davon wird im Unterhautfettgewebe Östrogen gespeichert und weiterhin abgegeben – das macht Sinn, weil es sich ja um eine körpereigene Hormonveränderung handelt und der Körper diese Umstellung durch die Speicherung im Fettgewebe selbst bewältigen will. Leider hängen Frauen immer noch an diesen alten Bildern: Wenn ich Kleidergröße 38 habe, dann bin ich in Ordnung. Und von den Wechseljahren soll man bitte ja nichts an der Figur merken! Erst recht natürlich, wenn ich erst 38 bin. Wenn die Frauen aber erfahren, dass das nur eine vorübergehende Maßnahme der Natur ist, dann sind sie beruhigter. Wenn sie wissen, dass sich der Stoffwechsel später wieder verändert, können sie mit den Gewichtsveränderungen gelassener umgehen.

Sigrid Sator: Welche Probleme tauchen in der Sexualität auf?

Brigitte Hieronimus: Viele Frauen in den Wechseljahren spüren die Chance, jetzt noch einmal ihre Sexualität möglicherweise reifer erleben zu können; oft bestehen aber gerade in dieser Zeit zu große Spannungen in ihrer Partnerschaft, sodass sie das Thema lieber beiseite schieben. Und die, die keinen Partner haben, fürchten: »Jetzt will mich auch keiner mehr!« – ein völlig falsches Klischee! Aber auf der anderen Seite: Es gibt genügend Frauen, die mit Lust und Genuss ihre Sexualität leben und Erotik ausstrahlen, und mit ihnen sind Frauen, die weniger erfüllende Erlebnisse haben, überhaupt nicht solidarisch. Sie sagen nicht: »Toll, eine, die sich traut«, sondern: »Die hat's anscheinend nötig!« An Aussagen wie diesen merkt man, dass diese Frauen mit ihrer eigenen Sexualität nicht einverstanden sind, dass da irgendetwas ist, was nicht leben kann, will oder darf. Nicht alle Frauen haben ja gute Erfahrungen mit der Sexualität gemacht. Eigene Werte und neue Moralvorstellungen zu entwickeln, fällt den meisten Frauen noch ungeheuer schwer.

Junge Frauen gehen übrigens genauso hilflos mit Problemen in der Sexualität um wie ältere. Und das, obwohl ja noch nie so viel über Sexualität und Lust und Erotik gesprochen wurde wie heute. Dieser Trend führt aber auch zu einer großen Verunsicherung. Ein Kabarettisten-Frauenpaar aus dem Ruhrgebiet bringt das sehr schön auf den Punkt: »Haste Lust, haste keine Zeit; haste Zeit, haste keine Lust; haste Lust und Zeit, haste keinen Mann oder nicht den richtigen.« Das trifft den Nagel auf den Kopf! Lust ohne Wenn und Aber – das wollen zwar viele leben, aber wie das genau geht, das steht auf einem anderen Blatt. Niemand sagt den Frauen, dass durch die hormonelle Umstellung in den Wechseljahren das Testosteron deutlicher spürbar wird. Dieses androgene Hormon ist unter anderem für die Libido wichtig. Selbstbestimmt mit der eigenen Lust umzugehen, ist eine große Herausforderung in langjährigen Partnerschaften. Lustlosigkeit hat auch mit einer mangelnden Abgrenzung zum Partner zu tun. Viele Frauen – und auch Männer – verbiegen sich in der Ehe, weil sie Auseinandersetzungen scheuen, und so wird das Thema Sexualität zu einem machtvollen Instrument. Derjenige, der weniger Lust hat, steuert die Beziehungsdynamik, und in den Wechseljahren tritt dieses Thema mit aller Deutlichkeit zutage.

Sigrid Sator: Gibt es nach Ihrer Erfahrung immer noch ein Defizit rund um die Wechseljahre, was das Wissen über diese Lebensphase anbelangt?

Brigitte Hieronimus: Immer noch! Und besonders natürlich bei den jungen Frauen, die sich ja noch ganz und gar nicht mit diesem Thema auseinandergesetzt haben. Ich bin jedes Mal verblüfft, wie unaufgeklärt die Frauen über ihre körperlichen Vorgänge sind. Immer wieder höre ich: »Damit kann ich mich immer noch beschäftigen, wenn ich in dieser Phase bin«, oder auch: »Je weniger ich weiß, desto weniger Angst muss ich haben.« Fast alle schieben diese Zeit auf die 50 hin und verpassen so die Auseinandersetzung. Wenn junge Frauen in die Wechseljahre kommen, sind sie ja meist noch sehr stark mit Kindererziehung oder ihrer Karriere beschäftigt, wer denkt da schon an Wechseljahre? Ungefähr sieben Jahre vor der Menopause beginnt aber die allmähliche Umstellung, und genau darüber sollten Frauen Bescheid wissen. Es gibt einfach zu viele Schreckgespenster, die in den Köpfen herumspuken. Ich frage dann: »Was macht euch Angst?« Und dann kommt meist: »Jetzt werden wir alt.« Oder eben: »Warum jetzt schon? Mit nicht mal 40? Wie geht mein Leben jetzt weiter, lohnt sich das noch?« Kaum eine erlebt diesen Lebensabschnitt als einen Aufbruch zu neuen Ufern.

Wenn die Pubertät und Geschlechtsreife losgeht, freut sich ja im Grunde jedes Mädchen: »Jetzt kann ich in die Disco gehen, jetzt gucken mir die Jungs hinterher.« Es ist alles auf Zukunft, alles positiv nach vorne gerichtet. Die Schwangerschaft als zweite wichtige hormonell dominierte Phase ist ähnlich: »Wir werden nun eine Familie, womöglich wird die Beziehung inniger, ich hab jetzt eine Aufgabe.« Dass sich in beiden Phasen auch ein Abschied vollzieht, nehmen die Frauen gar nicht so wahr. In der Pubertät muss ich mich von einer Unbeschwertheit der Kindheit verabschieden, in der Schwangerschaft von einer bestimmten Form der Paarbeziehung: wie sie war ohne Kind. Wenn dann die Wechseljahre an der Reihe sind, fragen sich die Frauen vielleicht zum ersten Mal: »Lebe ich wirklich das Leben, das ich will? Ist mein Mann der Mann, mit dem ich alt werden will?« Oder andersrum: »Ist es etwa zu spät für Kinder, weil ich zu lange gewartet oder keinen geeigneten Partner gefunden habe? Bin ich überhaupt eine richtige Frau ohne Kinder?« Und manchmal sind da auch Abtreibungen oder Fehlgeburten, die das Herz schwer machen und die nicht betrauert wurden. Da ist also zunächst mal nichts positiv nach vorne gerichtet!

Sigrid Sator: Dieses Verdrängen der Wechseljahre ist auch typisch für unsere westliche Kultur. Und ist es nicht auch verloren gegangen, dass die Mütter mit ihren Töchtern ganz offen darüber geredet haben?

Brigitte Hieronimus: Sie reden schon darüber, aber es kommt auf das WIE an. Ein Beispiel – mein eigenes: Ich bin recht früh, mit 44 in die Menopause gekommen, war 37, als das Vorfeld begann. Ich war in einer absoluten Aufbruchs- und Umbruchsstimmung, mit viel Lust auf Neues, war voller Kraft und Energie. Aber als ich dann in die Menopause kam, war das erste, was meine Mutter zu meiner Tochter sagte: »Und wenn die Mama demnächst einmal spinnt, dann sind das nur die Wechseljahre.« Und was höre ich, wenn ich meine Frauen in den Seminaren frage: »Was haben eure Mütter euch gesagt?« Die Antwort: »Nimm das mal nicht so wichtig, da musst du gar nicht darüber nachdenken, es ist keine schöne Zeit – finde dich mal damit ab.« Kein Wunder, dass es kaum Spaß macht, sich mit diesem Thema zu beschäftigen oder sich gar darauf vorzubereiten. Ich halte das aber für ebenso wichtig wie eine Geburtsvorbereitung!

Sigrid Sator: Apropos verfrühte Wechseljahre. Stellen Sie eine Zunahme fest, kommen immer mehr jüngere Frauen in die Wechseljahre oder nicht?

Brigitte Hieronimus: Ja! Seit ich mich beruflich damit beschäftige, also seit fast 10 Jahren, stelle ich eindeutig fest: Die Frauen werden immer jünger. In meinen Seminaren und Vorträgen sitzt kaum noch eine Frau, die über 50 ist; die meisten sind Mitte bis Ende 30. Das heißt, sie spüren alle die Vorzeichen der Menopause, die Anfänge ihrer Wechseljahre und können es nicht einordnen: Nervosität, Gereiztheit, Unruhe, die Veränderungen an Haut und Haaren, die Stimmungsschwankungen und die Hitzewallungen. Am meisten aber registrieren sie ihre Unausgeglichenheit. Diese jungen Frauen Mitte 30 sind dann verunsichert, gehen zu ihren Frauenärzten und hören dann: »Ihr Hormonstatus ist absolut in Ordnung.« Daran merke ich immer, dass leider viele Ärzte so gut wie kein Wissen über das Vorfeld der Wechseljahre haben. Nach dieser Aussage glauben die Frauen, es muss also etwas anderes sein, womöglich doch eine Krankheit – sie spüren ja ganz deutlich, dass etwas mit ihnen nicht stimmt. Das Fatale: Die Frauen beginnen, an sich selbst zu zweifeln, obwohl sie die Expertinnen ihres Körpers sind!

Die meisten Schwierigkeiten entstehen durch eine Disbalance in Partnerschaft, Kindererziehung und Beruf. Harmonie um jeden Preis funktioniert aber immer weniger. Überall werden die Wechseljährigen natürlich auch mit ihrem Verhaltensmuster konfrontiert: Was ist weiblich, was darf ich und was darf ich nicht und warum bin ich denn jetzt aufbrausend? Ich vermute, es hat mit der starken Überforderung der Frauen heute zu tun.

116

Natürlich waren auch unsere Mütter mit Arbeit überfordert, auch die Großmütter, aber auf eine andere Art als die Frauen von heute. Denn erstmals ist alles möglich geworden, und die Frau glaubt auch, alles möglich machen zu müssen. Die Freiheit ist grenzenlos: Man kann Kinder kriegen und gleichzeitig studieren und arbeiten gehen, und der Mann darf zu Hause bleiben. Was aber, wenn er keine Lust auf Erziehungsurlaub hat oder die Frau gar nicht berufstätig werden will, sondern liebend gerne ihren Mutterfreuden nachgeht? Wie passt das in die moderne Zeit? Da gerät sie geradezu in einen Rechtfertigungszwang. Früher waren die Rollen klar verteilt, da tanzte kaum jemand aus der Reihe. Deshalb lastet mit den vielen Möglichkeiten der Wahlfreiheit auch ein ungeheurer Druck auf den Frauen.

Sigrid Sator: Wie helfen Sie den jüngeren Frauen mit diesen ersten Menopausen-Symptomen, wie gehen Sie konkret vor?

Brigitte Hieronimus: Das A und O ist die sachliche und ausführliche Aufklärung: das sich umstellende Hormonsystem erklären, die ersten körperlichen und psychischen Anzeichen richtig deuten und in den psychosozialen Zusammenhang stellen usw. Es geht darum zu verstehen, dass der Körper jetzt eine neue Melodie anstimmen will und dass es auch dazu gehört, Misstöne anzunehmen. Ich sehe mir auch immer den Alltag der Frauen an – das stressige Berufsfeld, das Zuhause, wo vielleicht auch manches nicht mehr passt. Diese psychosozialen Zusammenhänge sind immens wichtig. Der Vorteil der jüngeren Frauen ist, dass sie sehr viel eher bereit sind, diese Impulse anzunehmen und auch umzusetzen. Die Frau wird ihre Wechseljahre gut »überleben« und überstehen, wenn sie sich ganz bewusst mit ihren erlernten Verhaltensmustern auseinandersetzt. Wenn sie das nicht schafft, wenn sie mit 35, 40 und 50 immer noch davon abhängig ist, ob ihre Mutter es gut findet, dass sie zum Seminar oder alleine zum Tanzen geht, dann verharrt sie auf einer infantilen Ebene und verweigert einen wichtigen Entwicklungsschritt. Die Wechseljahre sind – wenn man diese Zeit als nächste Entwicklungsstufe begreift – eine echte Chance, ein reicheres, erfüllteres und selbstbestimmteres Leben zu gestalten. Das gilt für jüngere Frauen erst recht. Gerade diese Generation kann es schaffen, ihren Töchtern Vorbild zu sein und keine Tabus mehr aufkommen zu lassen.

Dem Körper Gutes tun – Hilfe durch Hormone, Ernährung, Bewegung & Co.

»Mit den psychischen Begleiterscheinungen meiner frühen Wechseljahre – ich war 35, als sie begannen – konnte ich eigentlich recht gut umgehen. Worunter ich aber wirklich litt, das waren die Hitzewallungen in den Nächten und die Angst vor Osteoporose. Lange konnte mir wirklich niemand Auskunft darüber geben, ob ich prophylaktisch etwas einnehmen sollte und was es bedeuten würde, schon mit 35 einen Hormonmangel zu haben. Seit rund anderthalb Jahren nehme ich regelmäßig Hormone und fühle mich endlich auch körperlich wieder gut. Daneben gehe ich turnen und habe meine Ernährung auf Vollwert umgestellt. Davon profitiert die ganze Familie! Natürlich war die Entscheidung für eine Hormonbehandlung nicht leicht, man hört so viel über die negativen Folgen künstlicher Hormone. Aber ich musste für mich Pro und Kontra abwägen – ich habe mich dafür entschieden.« (Teresa, heute 37 Jahre)

»Der Hauptgrund für mich, eine Hormonersatztherapie abzulehnen, war meine Familiengeschichte: eine Schwester meiner Mutter war an Brustkrebs gestorben. Sie nahm zu Beginn der Wechseljahre Hormone ein, vier Jahre später starb sie ... Hatte das etwas mit den künstlichen Hormonen zu tun? Niemand konnte mir natürlich ein eindeutiges Ja oder Nein sagen! Jedenfalls hatte ich Angst vor Hormongaben, obwohl mir mein Endokrinologe erklärte, dass man früher wesentlich heftigere Östrogene verwendet hätte. Egal, ich versuchte, mich mit Rotklee, Baldrian und Yoga durch die Jahre zu retten ... Oft waren die Beschwerden kaum auszuhalten und ich sehnte mich nach Tabletten, die das alles in Luft auflösen könnten. Aber die Angst vor Brustkrebs war stärker.« (Anna, 53 Jahre)

Hormonersatztherapie – Segen oder Fluch?

Die Wechseljahre sind keine Hormonmangelerkrankung

Frauen müssen heutzutage sehr lange mit der klimakterisch bedingten Hormonumstellung und deren Folgen leben: Die Lebenserwartung der Frauen hat sich bis auf 85 Jahre erhöht – 1850 lag sie bei etwa 38

Jahren, d. h. ein Großteil der Frauen hat damals die Wechseljahre nicht einmal oder nur kurz überlebt. Die meisten erleben heute ihre Menopause mit 51 Jahren, mehr als ein Drittel ihres Lebens verbringen Frauen in der postmenopausalen Phase. Der Begriff »Hormonmangel« ist in diesem Zusammenhang mit Bedacht zu verwenden. Denn »fehlt« dem Körper tatsächlich etwas, das unbedingt ersetzt werden muss? Oder ist der Rückgang eines Teiles der Hormonproduktion nicht ein völlig natürlicher Vorgang und ein Weg, den Frauen nun mal gehen müssen? Ganz klar: Die Wechseljahre sind keine »Hormonmangelkrankheit« und die Rechnung »Wechseljahre = Hormondefizit = Therapiebedarf« stimmt so schon lange nicht mehr. Die Wechseljahre sind weder Jahre des »Mangels« (an Hormonen) noch des »Bedarfs« (gleichfalls an Hormonen). Wenn Sie also in die Wechseljahre kommen, heißt das nicht automatisch, dass Sie irgendeine Medikation brauchen! Anders sieht die Situation allerdings bei verfrühten bzw. frühen Wechseljahren aus, mehr dazu später.

Die folgenden Überlegungen und Informationen über Hormone und Hormontherapien sollen Ihnen wertvolle Impulse zur Entscheidungsfindung »Ja oder Nein« liefern. Auch hier gilt: Je besser wir über die Hintergründe Bescheid wissen, umso leichter lässt sich eine Entscheidung fällen – und ins Leben integrieren und positiv umsetzen.

Was ist eine Hormonersatztherapie bzw. Hormonbehandlung?

Viele betroffene Frauen sowie Ärztinnen und Ärzte griffen und greifen immer noch gerne zu Hormonen als *dem* Mittel der Wahl, wenn die Beschwerden in den Wechseljahren zu groß und nur noch schwer zu bewältigen sind. Aber: Nicht die Wechseljahre an sich sollten Grund für eine Hormonersatztherapie bzw. Hormontherapie (kurz HET oder HRT = Hormone Replacement Therapy) sein, sondern allein wie es der betreffenden Frau geht! Expertinnen und Experten empfehlen derzeit folgende Vorgehensweise: Eine Hormonsubstitution sollte dann vorgenommen werden, wenn dadurch entweder Beschwerden beseitigt oder gesundheitliche Risiken gesenkt werden können. Wenn eine Frau beschwerdefrei und weder ein osteoporotisches (Knochenschwund) noch kardiovaskuläres (Herz-Kreislauferkrankung) Risiko aufweist, ist nach dem derzeitigen Stand der Forschung keine Hormonbehandlung notwendig. Keine Zwangsbeglückung mit Hormonen!

Die uneingeschränkte Euphorie über die ach so positiven Auswirkungen der Hormone ist gerade in den letzten Jahren einem vorsichtigeren Umgang damit gewichen; vorbei ist es mit den unreflektierten Jungbrunnen-Fantasien über künstliche Östrogene & Co. Vor allem zwei große Studien brachten in den vergangenen Jahren die »Wundermedizin Hormone« gehörig ins Wanken, wenngleich deren recht negative Ergebnisse später relativiert wurden (d. i. die WHI-Studie und die Million-Women-Studie, Details siehe später) Jedenfalls: Das Verhältnis von Nutzen und Schaden einer Hormonbehandlung wird seither neu bewertet und immer noch und immer wieder äußerst kontrovers diskutiert. Dadurch sind wohl auch die Frauen in den Wechseljahren skeptischer geworden – und auch aufgeklärter. Bis vor wenigen Jahren schluckten viele die künstlichen Hormone wie Hustenbonbons. Das hat sich drastisch geändert.

Hormone – die Botenstoffe des Körpers

Die für die Wechseljahre bzw. Hormonbehandlung relevanten Hormone sind vor allem die Östrogene, außerdem Progesteron und Androgene. Der Begriff *Östrogene* umfasst eine Gruppe von mindestens 30 Substanzen, die bekanntesten sind Östradiol, Östron und Östriol. Östrogene werden hauptsächlich in den Follikelzellen des Eierstocks produziert, aber auch in den Fettzellen des Körpers. Östrogene

- fördern in der Pubertät das Wachsen der weiblichen Fortpflanzungsorgane,
- steuern die Entwicklung der sekundären weiblichen Geschlechtsmerkmale,
- bestimmen vor allem die erste Hälfte des monatlichen Zyklus,
- sind wichtig für den normalen Verlauf einer Schwangerschaft,
- wirken als Radikalenfänger,
- senken den Cholesterinspiegel und die Blutfettwerte,
- stabilisieren die Wärme- und Kreislaufregulation des Gehirns,
- fördern die Körperdurchblutung und die Weitung der Blutgefäße,
- fördern die Proteinbiosynthese,
- fördern die Wassereinlagerung des Körpergewebes,
- hemmen die für den Knochenabbau zuständigen Zellen,
- fördern das Wohlbefinden, die Stimmungslage und die seelische Ausgeglichenheit,

- sind wichtig für den gesunden Schlaf,
- erhöhen die Aufmerksamkeit, das Konzentrationsvermögen und das Kurzzeitgedächtnis,
- verbessern die psychomotorischen Fähigkeiten,
- verringern den Appetit und senken das Körpergewicht.

Progesteron ist die Stammverbindung der sogenannten Gestagene. Die Gestagene oder Gelbkörperhormone sind neben den Östrogenen die zweite wichtige Klasse der weiblichen Geschlechtshormone. Anders ausgedrückt: Alle Substanzen mit progesteronähnlicher Wirkung werden als Gestagene bezeichnet. Progesteron wird vom Gelbkörper, der sich nach dem Eisprung aus dem zurückgebliebenen Follikel bildet, hergestellt und wird daher auch als Gelbkörperhormon bezeichnet. Progesteron

- wird vor allem in der zweiten Hälfte des monatlichen Zyklus gebildet,
- wirkt mit Östrogen zusammen schwangerschaftserhaltend,
- unterdrückt während der Schwangerschaft das Heranreifen weiterer Eizellen,
- ist mitverantwortlich für die Entwicklung der Brustdrüsen,
- senkt das Vermögen des Körpers zur Bindung von Wasser,
- wirkt seelisch und körperlich entspannend und schlaffördernd,
- steigert über die Anregung des Stoffwechsels den Appetit,
- erhöht die Körpertemperatur.

Männliche Hormone, also *Androgene,* sind ebenfalls ein natürlicher Bestandteil des weiblichen Körpers, genauso wie auch weibliche Hormone im männlichen Körper gebildet werden. Frauen produzieren kleinere Mengen Androgene in den Eierstöcken und der Nebennierenrinde. Wenn die Eierstöcke ihre Funktion eingestellt haben, werden die Androgene der Nebenniere im Fettgewebe verstärkt in Östradiol und Östriol umgewandelt, um einen Restöstrogenspiegel zu gewährleisten. Dennoch nimmt der Einfluss der Androgene in den Wechseljahren zu, was vor allem zu einer unerwünschten verstärkten Körperbehaarung führen kann. Androgene

- verstärken die Körperbehaarung,
- fördern die Proteinbiosynthese und das Wachstum,

- stimulieren die Stammzellen des Knochenmarks, fördern die Bildung roter Blutkörperchen,
- regen das sexuelle Verlangen an,
- fördern das Stressverhalten = erhöhtes aggressives Verhalten.

Hormonersatztherapie – Rettung oder Risiko?

Zum Einsatz kommen bei der Hormonbehandlung vor allem Kombinationspräparate mit einer Östrogen- und einer Gestagenkomponente. Reine Östrogenpräparate werden heute in der Regel nur bei Frauen verordnet, denen die Gebärmutter operativ entfernt wurde. Ärztinnen und Ärzten steht heute eine Vielzahl unterschiedlicher Arzneimittel in verschiedenen Kombinationen, Konzentrationen und Anwendungsformen (Tabletten, Pflaster, Gels, Cremes usw.) zur Verfügung. Gemeinsam mit der Patientin sollten Nutzen und Risiken der Therapie individuell abgewogen werden. Um die Gefahren wie etwa das erhöhte Brustkrebsrisiko zu minimieren, sollte möglichst kurz und niedrig dosiert behandelt werden. Statt »Hormonersatztherapie« wäre wohl eher der Begriff »Hormonbegleittherapie« angebracht.

Zu den bekannten möglichen Nebenwirkungen von Hormonpräparaten gehörten immer schon unregelmäßige Blutungen, Spannungsgefühle in der Brust, schwere Beine, Ausfluss, Stimmungsschwankungen und Kopfschmerzen. Für eine neue – kritische – Einschätzung der Hormontherapie sorgten jedoch aktuelle Studien, vor allem die groß angelegte nordamerikanische *Women's Health Initiative (WHI-Studie)* und die britische *Million Women Study*. Sie widerlegten zum Teil die vorbeugenden und positiven Wirkungen, zeigten die Risiken auf, in erster Linie eine erhöhte Brustkrebsgefahr, und kratzten spürbar am Renommee der einstigen »Allzweckwaffe« Hormontherapie.

Bei der WHI-Studie sollten über 8000 Frauen zwischen 50 und 79 Jahren achteinhalb Jahre lang täglich eine Kombination aus Östrogenen und Gestagenen einnehmen; die Kontrollgruppe erhielt ein Placebo. Als die Studie 2002 nach nur fünf Jahren abgebrochen wurde, war die Aufregung groß: Die Entscheidung musste getroffen werden, weil bei den Versuchspersonen mit Hormonbehandlung ein erhöhtes Brustkrebsrisiko auftrat und nicht weniger, sondern sogar mehr gravierende Herz-Kreislauf-Erkrankungen auftraten. Meist werden heute die

Ergebnisse der WHI- und auch der Million-Women-Studie aber eher differenziert und »lockerer« beurteilt – manche Parameter der Studie (Alter der Probandinnen; Wahl des Medikaments etc.) hätten die Ergebnisse verfälscht und ein verzerrtes Bild der Ergebnisse vermittelt, so die meisten Expertinnen und Experten heute.

Ein Beispiel für den mittlerweile entspannteren Umgang mit der WHI-Studie: Die Zeitschrift *Frauenarzt* berichtet in ihrer Mai-Ausgabe 2006 von einem weiteren bzw. späteren Ergebnis der WHI-Studie, wonach eine Östrogenersatz-Therapie das Brustkrebsrisiko signifikant um 30 Prozent senke.

Trotz dieser später adaptierten und positiveren Beurteilungen wurden die Empfehlungen der deutschsprachigen Fachgesellschaften zur Hormontherapie in den Wechseljahren grundsätzlich überarbeitet, was bei den Frauenärztinnen und -ärzten zu größerer Zurückhaltung bei der Verschreibung entsprechender Präparate und bei vielen Frauen zu einem Run auf pflanzliche Alternativen geführt hat.

Jede Hormonbehandlung sollte individuell und dem Beschwerdebild entsprechend angepasst werden. Ziel ist nicht die »Verbesserung« der Hormonwerte im Blut, sondern der Beschwerden, und ein Minimieren möglicher gesundheitlicher Risiken. Einmal Hormone – immer Hormone? Bitte nicht! Gemeinsam mit dem Arzt bzw. der Ärztin sollte regelmäßig überprüft und reflektiert werden, ob die derzeitige Verabreichung noch stimmig ist – eine jahre- oder jahrzehntelange Einnahme »aus Gewohnheit« ist absolut zu vermeiden.

Hormonbehandlung im Klimakterium präcox

Die Therapieempfehlungen bei frühzeitigen Wechseljahren lauten recht übereinstimmend: Die betroffenen Frauen sollten grundsätzlich eine Hormonersatztherapie mit Östrogenen und Gestagenen erhalten. »So behandelt man nicht nur die Beschwerden, sondern beugt einer Unterversorgung aller Organe vor, die von der Funktion der Geschlechtshormone abhängig sind«, meint u. a. Prof. Dr. Olaf Ortmann, Direktor der Klinik für Frauenheilkunde und Geburtshilfe der Universität Regensburg am Caritas-Krankenhaus St. Josef. Vor allem die Folgen des sinkenden Östrogenspiegels für das Herz-Kreislauf-System und die Knochen sollen auf diese Weise vermieden werden. Junge Frauen erhalten oft eine höher dosierte Hormontherapie als Frauen in den natürlichen Wechseljahren. Um ihren Körper wieder an diese Hormone zu gewöhnen, beginnt die Behandlung mit einer niedrigen Dosis und wird langsam gesteigert. Wichtig: Trotz vorzeitiger Wechseljahre und Hormonbehandlung kann es zu einer Schwangerschaft kommen! Frauen ohne Kinderwunsch sollten daher auf jeden Fall verhüten.

Hormontherapie bei jungen Frauen – was muss beachtet werden?

Gespräch mit Dr. med. Petra Stute, Fachärztin für Frauenheilkunde und Geburtshilfe, Universitätsfrauenklinik Münster, Fachgebiet gynäkologische Endokrinologie mit Schwerpunkt Menopause

Sigrid Sator: Frau Dr. Stute, Sie bieten an der Uni-Frauenklinik Münster regelmäßige Menopausen- und endokrinologische Sprechstunden an. Ist es häufig, dass schon sehr junge Frauen, um die 30, 35 Jahre, mit den ersten Anzeichen der Wechseljahre zur Beratung kommen?
Dr. Stute: Das echte Klimakterium präcox, also vor dem 40. Lebensjahr, betrifft ca. 1 Prozent der Frauen, und 0,1 Prozent der Frauen sind unter 30. Die ersten Anzeichen wie etwa Zyklusstörungen, Stimmungsschwankungen und ab und zu vasomotorische Störungen wie Hitzewallungen treten aber auch schon früher auf – auch wenn dann die eigentliche Menopause erst nach dem 40. Lebensjahr auftritt. Oft ist es so, dass diese Frauen gar nicht in meine Menopausen-, sondern in die Endokrinologie- und Kinderwunschsprechstunde kommen. Sie vermuten ja nicht, dass ihre Beschwerden in Zusammenhang mit den Wechseljahren stehen könnten! Erst durch gezieltes Nachfragen und durch Untersuchungen kommt man dem wahren Grund auf die Spur – und manchmal sind das dann tatsächlich schon die Wechseljahre.
Sigrid Sator: Was raten Sie jungen Frauen, die sich sozusagen im Wartesaal zur Menopause befinden, die also knapp über oder Mitte 40? Sollte man hier bereits mit Hormonen arbeiten oder ist eine Behandlung mit pflanzlichen Präparaten eher zu befürworten?
Dr. Stute: Das kommt ganz auf die Beschwerden an und muss individuell abgeklärt werden. Ich skizziere Ihnen nur ein paar der möglichen Situa-

tionen und Behandlungskonzepte. Beispiel eins: Eine Frau Anfang 40, bei der sich die ersten Zyklusstörungen bemerkbar machen. Viele Frauen glauben, dass sie in diesem Alter und noch dazu mit den ersten Zyklusunregelmäßigkeiten nicht mehr verhüten müssen – ein fataler Irrtum. Obwohl die Fertilität deutlich eingeschränkt ist, besteht bei 80 Prozent der 40- bis 43-jährigen Frauen grundsätzlich die Möglichkeit der Konzeption. Schwangerschaften, die bei über 35-jährigen Frauen eintreten, sind jedoch mit höheren Risiken für Mutter und Kind verbunden, was einen der Gründe für die hohe Schwangerschaftsabbruchrate bei über 40-jährigen Frauen darstellt. Daher ist eine dem Alter angepasste Kontrazeption notwendig. Wie bzw. womit man verhütet, muss ganz individuell abgeklärt werden. Wenn keine Kontraindikationen vorliegen, ist die Anwendung konventioneller hormoneller Präparate wie die »Pille«, Verhütungspflaster sowie -vaginalring und Hormonspirale möglich. Wichtig, weil danach immer wieder gefragt wird und anscheinend Aufklärungsbedarf besteht: Eine Hormontherapie, wie sie in den Wechseljahren eingesetzt wird, ersetzt keine Verhütung! Wenn kein Wunsch nach Empfängnisverhütung besteht, kann es möglicherweise bei reinen Zyklusstörungen sogar ausreichen, nur in der zweiten Zyklushälfte Gestagen zu verabreichen, weil oft als erstes eine Gelbkörperschwäche auftritt.

Beispiel zwei: Eine Frau Mitte 40 mit einem noch regelmäßigen Zyklus, aber psychischen Beschwerden: Hier kann man davon ausgehen, dass die körpereigene Östrogenproduktion ausreichend ist, um chronischen Erkrankungen wie Osteoporose sowie kardiovaskulären Erkrankungen vorzubeugen. Hier ist nach Ausschluss anderer Ursachen (inklusive psychischer Erkrankungen) ein Behandlungsversuch auch mit pflanzlichen Präparaten möglich.

Sigrid Sator: Was raten Sie jungen Frauen unter 40, bei denen eindeutig ein Klimakterium präcox festgestellt wurde? Ist hier eine Hormontherapie empfehlenswert, um Folgeerkrankungen bzw. eine Unterversorgung mancher Organe zu vermeiden?

Dr. Stute: Ja, wenn beispielsweise bei einer 35-jährigen Frau ein echtes Klimakterium präcox festgestellt wurde, dann sollte eine sogenannte echte Hormonsubstitution erfolgen.

Sigrid Sator: Was bedeutet »echte« Hormonsubstitution?

Dr. Stute: Bei dieser Frau sollte die fehlende körpereigene Östrogenproduktion ersetzt werden, und zwar entsprechend der Östrogenkonzentration

125

im Blut von gesunden Frauen gleichen Alters. Die verabreichte Hormondosis ist demnach höher als die in konventionellen Hormonersatzpräparaten für peri- und postmenopausale Frauen im fünften und sechsten Lebensjahrzehnt. Die internationalen Richtlinien empfehlen beim Klimakterium präcox eine Hormontherapie bis zum 50. Lebensjahr. Da das echte Klimakterium präcox nur wenige Frauen betrifft, gibt es keine groß angelegten Studien zu Nutzen und Risiken einer langjährigen Hormontherapie. Aus Beobachtungs- und tierexperimentellen Studien weiß man aber, dass das Risiko für Osteoporose und kardiovaskuläre Erkrankungen durch den frühzeitigen Östrogenmangel steigt. Jetzt, nach dem Lerneffekt aus der WHI-Studie, laufen Studien an perimenopausalen Frauen, also an Frauen Mitte 40, Anfang 50, die z. B. den Effekt von Hormonersatzpräparaten auf Herz und Kreislauf untersuchen. Es wird vermutet, dass eine frühzeitige Hormontherapie in dieser Altersgruppe einen schützenden Effekt für Herz- und Gefäßsystem darstellt. Bis dahin gelten jedoch die bisherigen Empfehlungen, dass eine Hormontherapie für eine primäre und sekundäre Prävention von Herz- und Gefäßerkrankungen nicht indiziert ist.

Sigrid Sator: Welche Kontraindikationen sprechen denn gegen die Einnahme von Hormonen?

Dr. Stute: Wir unterscheiden zwischen absoluten und relativen Kontraindikationen. Zu den absoluten zählen u. a. Brustkrebs, Gebärmutterkrebs und die Neigung zu Blutgerinnseln. Relative Kontraindikationen sind u. a. Lebererkrankungen, Bluthochdruck, Migräne. Hier gilt es, das Risiko individuell abzuwägen.

Sigrid Sator: Ist eine Hormontherapie eine geeignete Prävention von Osteoporose?

Dr. Stute: Grundsätzlich ja. Da sie aber mit einer Langzeittherapie verbunden ist, überwiegen letztlich meist die Risiken.

Sigrid Sator: Kann man mittels HET dem Risiko von Herz-Kreislauferkrankungen vorbeugen?

Dr. Stute: Die meisten Beobachtungs- und vorklinischen Studien zeigen einen Nutzen einer HET, die meisten randomisiert-kontrollierten Studien aber nicht. Eine Subanalyse der WHI-Studie mit jungen Frauen zeigt eher einen Vorteil auf – unter der Voraussetzung, dass mit der HET weniger als zehn Jahre nach der Menopause begonnen wurde. Herz-Kreislauferkrankungen sind bei jungen Frauen absolut gesehen viel geringer – und somit auch das Risiko einer derartigen Erkrankung mit HET – siehe oben.

Sigrid Sator: Viele Frauen haben Angst, durch eine Hormontherapie Brustkrebs zu bekommen. Steigt das Risiko tatsächlich an?

Dr. Stute: Die WHI-Studie zeigte, dass es durch eine länger als fünf Jahre angewandte kombinierte Östrogen-Gestagen-Gabe zu einem leichten Anstieg des Brustkrebsrisikos kommt. In absoluten Zahlen bedeutet dies, dass von 10000 Frauen pro Jahr vier bis sechs Frauen aufgrund einer länger als fünfjährigen Hormontherapie zusätzlich (!) an Brustkrebs erkranken. Die Frauen, die aufgrund einer entfernten Gebärmutter eine alleinige Östrogentherapie durchführten, hatten nach etwa sieben Jahren Hormonanwendung sogar ein geringeres Risiko, an Brustkrebs zu erkranken. Die wenigen Beobachtungsstudien zur alleinigen Östrogengabe lassen jedoch vermuten, dass nach 15 Jahren das Brustkrebsrisiko erhöht ist. Heutzutage gilt aber die Empfehlung, eine Hormontherapie nur bei entsprechenden Wechseljahrebeschwerden einzusetzen, sodass die jahrzehntelange Einnahme selten ist. Außerdem ist es wichtig, darauf hinzuweisen, dass viele andere Faktoren das Brustkrebsrisiko beeinflussen und die Hormontherapie nur einer von ihnen ist. So sind die familiäre Belastung, eigene gutartige Brustveränderungen, Anzahl der Schwangerschaften (vor dem 30. Lebensjahr), Stillen, erste Regelblutung, Alkoholkonsum etc. zu berücksichtigen.

Sigrid Sator: Pflanzliche Medikamente sind derzeit »in« und vor allem bei Frauen sehr gefragt. Ist es sinnvoll, eine HET mit pflanzlichen Präparaten zu kombinieren?

Dr. Stute: Nein. Es gibt noch keine ausreichenden Daten, wie sich Hormone und Präparate mit Soja, Rotklee, Traubensilberkerze u. Ä. wechselseitig beeinflussen, ob und wie sie sich möglicherweise verstärken. Eine der Schwierigkeiten beim Einsatz von pflanzlichen Präparaten ist, dass sie frei verkäuflich sind. So ist nicht auszuschließen, dass einige Frauen frei nach dem Prinzip »viel hilft viel« vorgehen und sich dadurch möglicherweise gesundheitliche Schäden zufügen. Gleiches gilt für die nicht kontrollierte Kombination verschiedener pflanzlicher Substanzen. Da Sojaprodukte (und nicht isolierte Isoflavone) seit Jahrtausenden Teil der Asiatischen Küche sind, ist der Verzehr »im Rahmen« bzw. als Nahrungsergänzung aber nicht bedenklich. Anders sieht es bei Frauen mit Brustkrebs aus. Die Datenlage ist hier nicht eindeutig, sodass auf Isoflavonpräparate verzichtet werden sollte. Einige wenige Studien zum Einsatz von Traubensilberkerze nach Brustkrebserkrankung wiesen keinen negativen Effekt auf.

Sigrid Sator: Können Phytohormone eigentlich auch vor Osteoporose schützen?

Dr. Stute: Da gibt es bislang nur wenig gesicherte Daten – v. a. keine zum langjährigen Einsatz beim Menschen.

Sigrid Sator: Anti-Aging ist in aller Munde, manche Mediziner schwören auf Hormone als ewigen Jungbrunnen. Da drängt sich die Frage auf: Kann durch eine Hormontherapie der Altersprozess verzögert oder gar aufgehalten werden?

Dr. Stute: Schön wär's ...Mehr ist dazu nicht zu sagen!

Welcher Weg passt für Sie?

Überlegen Sie gut, wägen Sie Vor- und Nachteile ab, informieren Sie sich, suchen Sie sich kompetente ärztliche Unterstützung mit guter Betreuung und Beratung während der gesamten Behandlungszeit, lassen Sie Ihre individuelle Konstitution (Familienanamnese, individuelle Risiken u. Ä.) ausführlich abklären und sich ein maßgeschneidertes Konzept (welche Hormone, welche Verabreichungsform, Dauer der Therapie etc.) entwickeln. Bleiben Sie immer kritisch, hinterfragen Sie, konsultieren Sie eventuell noch ein oder zwei weitere Fachleute, vergleichen Sie gut und lassen Sie sich zu keiner Entscheidung drängen. Grundsätzlich: Sie können und sollen selbst entscheiden, ob Sie Hormone einnehmen möchten oder nicht. Überlassen Sie das nicht Ihrem Arzt bzw. Ihrer Ärztin! Lassen Sie sich auch von niemandem in Ihrer Umgebung unter Druck setzen, egal in welche Richtung. Sie sind weder rückständig und altmodisch, wenn Sie Hormone ablehnen, noch leichtfertig, unbelehrbar oder verantwortungslos, wenn Sie sich für Hormone entscheiden.

»Die frühen Wechseljahre hab ich nun hinter mir, keine Hitzewallungen mehr und auch die anderen kleinen Wehwehchen sind verschwunden. Das Ausbleiben der Regel war für mich Anlass zu einer innerlichen Party – wie hatte ich das Gedöns jahrzehntelang gehasst. Vor allem auch, weil ich meist sehr große Schmerzen hatte. An mir hat die Pharmaindustrie nicht einen Cent verdient, ich habe Tee statt Kaffee getrunken, mäßig Sport getrieben, bin viel in die Sauna gegangen, hab mir Gutes getan und die Hitzewallungen genommen, wie sie eben kamen. Depressionen hab ich weggeschlafen.« (Heidemarie, 52 Jahre)

»Für mich kam nur eine Hormonbehandlung in Frage – ich war einfach nicht bereit, unnötig zu leiden! Wozu? Gut, ich musste schon ein bisschen rumprobieren, bis ich das richtige Medikament gefunden hatte – aber nun passt es perfekt. Herrlich!« (Katharina, 49 Jahre)

»Die einzigen Beschwerden, die ich habe, sind Hitzewallungen, und zwar so, dass mir wirklich der Schweiß von der Stirn rinnt, sichtbar für alle in meiner unmittelbaren Nähe. Das ist mir oft sehr unangenehm und peinlich. Ausprobiert habe ich vieles, von Tee über Pillen … Nichts hat geholfen. Hormone wollte ich nicht nehmen. Zu Beginn der Wechseljahre hatte ich einmal zwei Wochen nonstop starke Blutungen, bekam bei der Frauenärztin eine Hormonspritze und nahm trotz Einhalten meiner Diät in dieser Woche über zwei Kilo zu. Jetzt habe ich mich damit abgefunden und ertrage die Schweißausbrüche. Die Gefühlsschwankungen sind sehr stark, das hat auch schon meine Familie festgestellt – sie sind vergleichbar mit der Zeit der Schwangerschaften und nach den Entbindungen. Seit mein Mann weiß, dass es anderen Frauen ähnlich geht, kann er damit umgehen und nimmt es nicht mehr persönlich.« (Kornelia, 54 Jahre)

Phytohormone – eine gute Alternative?

Arzneimittel mit pflanzlichen Wirkstoffen, also sogenannte Phytopharmaka (griechisch *phyto* = Pflanze) sind heutzutage beliebter denn je. Immer mehr Menschen ziehen eine pflanzliche Alternative aus der Natur synthetischen Arzneimitteln vor. Phytoöstrogene sind natürliche Pflanzenbestandteile, die eine ähnliche chemische Struktur aufweisen wie Östradiol. Sie sind in der Lage, an den Östrogenrezeptor zu binden sowie einen östrogenen Effekt zu erzeugen. Der östrogene Effekt der Phytoöstrogene wurde erstmals erkannt, als es zu Reproduktionsstörungen bei Schafen kam, die eine bestimmte Sorte Klee gefressen hatten. Die Aufnahme von Phytoöstrogenen kann zum einen über Lebensmittel erfolgen und zum anderen über hoch dosierte, isolierte Präparate, die derzeit vermehrt angeboten werden.

Auch bei der Behandlung von Beschwerden in den Wechseljahren hat die Naturheilkunde Lösungen parat, die aber ebenso wie die Einnahme von herkömmlichen Medikamenten keineswegs risikolos ist und ebenso der Betreuung durch eine Expertin bzw. einen Experten bedarf. Es ist ein gefährlicher Irrglaube, dass pflanzliche Medikamente keine Nebenwirkungen hätten! Meist wirken die Phytohormone aber schwächer als die im Eierstock produzierten, sind also aus diesem Grund ohne Zweifel eine interessante Alternative. Bedeutsam sind pflanzliche Arzneimittel auch für Frauen, die grundsätzlich keine Hormonpräparate einnehmen dürfen oder möchten, also z. B. Frauen mit östrogenabhängigen Tumoren in der Krankengeschichte, mit einer Neigung zu Gefäßverschlüssen durch verschleppte Blutpfropfen (Thromboembolien) oder bestimmten Lebererkrankungen.

Der Mythos Soja

Phytoöstrogene werden in drei Hauptklassen eingeteilt, in die Isoflavone, die Lignane und die Coumestane. Die Isoflavone sind die am besten untersuchten Pflanzenbestandteile; sie kommen in Blüten, Blättern und Früchten vor. Höhere Konzentrationen an Isoflavonen wurden in Sojabohnen und daraus hergestellten Produkten sowie in Kichererbsen, Süßkartoffeln, Karotten, Knoblauch, grünen Bohnen und rotem Klee nachgewiesen: Die höchsten Gehalte an Isoflavonen weisen Sojabohnen auf. Außerdem besteht die Sojabohne noch aus vielen anderen gesunden Bestandteilen wie hochwertigem Eiweiß, mehrfach ungesättigten Fettsäuren, Lecithin und Ballaststoffen.

Als Beleg für die hohe hormonelle Wirksamkeit von Soja galten immer die Asiatinnen. Lange beobachtete man, dass Japanerinnen kaum unter Hitzewallungen und weniger unter Brustkrebserkrankungen leiden, was Wissenschaftlerinnen und Wissenschafter auf den hohen Konsum von Soja-Produkten zurückführten. Wenn sie jedoch nach Amerika auswanderten und die dortige Lebens- und Ernährungsweise (also weniger Sojaprodukte) annahmen, entwickelten sie bald die gleichen Beschwerden wie Amerikanerinnen. Die Gründe können tatsächlich in der Ernährung liegen, aber auch an gesellschaftlichen und kulturellen Unterschieden – oder auch an völlig anderen Faktoren. Ungeachtet der nicht restlos geklärten Gründe dieses »japanischen Phänomens« entstand hierzulande eine wahre Soja-Euphorie; die ist aber in jüngster Vergangenheit einer Skepsis gewichen, manche Ärztinnen und Ärzte warnen geradezu vor der Einnahme von Sojapräparaten, da das Risikopotenzial für Brust und Gebärmutter groß sei.

»Nutzlos bis gefährlich« lautet manchmal sogar der Tenor zu Sojapräparaten, vor allem zu isolierten, hoch dosierten Isoflavonen in
Sojapräparaten – nicht zu Sojamilch, Tofu & Co., wohlgemerkt. Letztlich gibt es derzeit noch zu wenige Langzeitstudien, um wirklich ver-
bindliche Aussagen über eventuell auch negative Auswirkungen zu
treffen. Frauen mit Brustkrebs sollten Soja jedenfalls meiden, siehe
oben das Gespräch mit Dr. Petra Stute.

Fazit: Nichts spricht gegen reichlich Sojaprodukte – von Sojawürst-
chen über Sojamilch bis zur Sojasauce – auf dem Speiseplan! Im
Gegenteil: Bauen Sie regelmäßig gute Sojaprodukte (und nicht isolierte Isoflavone) in Ihre Ernährung ein. Soja als »Arzneimittel auf dem
Teller« wirkt bei weitem nicht so intensiv wie Sojakapseln mit hoch-
konzentriertem Pflanzenöstrogen. Wenn Sojapillen, dann bitte ausschließlich Präparate aus der Apotheke, die nach den Richtlinien herstellt und kontrolliert worden sind. Halten Sie sich an die derzeit
gültigen Empfehlungen: 40–80 mg Isoflavone pro Tag sind ausreichend zur Behandlung klimakterischer Beschwerden.

Erprobtes und Empfehlenswertes aus der Pflanzenapotheke
Ganz anders einzuschätzen in puncto Sicherheit und Wirksamkeit
sind Medikamente mit dem Wirkstoff der *Traubensilberkerze* (Cimici-
fuga racemosa), auch *Indianische Frauenwurzel, Echtes Wanzenkraut* oder
Traubige Silberkerze genannt. Die Traubensilberkerze ist ein seit langem
anerkannter pflanzlicher Wirkstoff. Man geht davon aus, dass Cimici-
fuga ein sogenannter SERM ist, ein Selektiver-Estrogen-Rezeptor-
Modulator. Das bedeutet, dass er wie gewünscht auf Knochen, Herz,
Psyche, Scheide und Harnblase östrogenartige Effekte ausübt, jedoch
nicht auf das Brust- und Gebärmuttergewebe, wo Östrogene zu Krebs
führen können. Cimicifuga-Extrakte wirken vor allem in der Anfangs-
phase des Klimakteriums, wenn Hitzewallungen, Schwitzen und
Schwindel vorherrschen. Diese Medikamente können gut als erste
Mittel eingesetzt werden, um zu prüfen, ob dadurch nicht bereits eine
ausreichende Verbesserung der Situation erreicht wird. Die Traubensilberkerze lindert Hitzewallungen, Schlafstörungen, Nervosität, Reizbarkeit und depressive Verstimmungen. Zudem begünstigt der Wirkstoff der Traubensilberkerze den Knochenaufbau.

Zu Beginn der Wechseljahre, wenn die Blutungen allmählich immer unregelmäßiger auftauchen, nehmen viele Frauen Medikamente mit Extrakten aus *Keuschlammfrüchten*, auch *Mönchspfeffer* oder *Vitex Agnus Castus* genannt. Keuschlamm wirkt gegen Spannen oder Schmerzen in der Brust ebenso wie beim prämenstruellen Syndrom. Er regt einerseits die Bildung des Hormons LH an, reguliert aber auch Hormonschwankungen. Ebenso bekannt ist auch der *Rotklee* mit ähnlichen Wirkungen wie die Traubensilberkerze; allerdings ist er – ebenso wie die *Yamswurzel* – (noch) nicht so umfassend untersucht. Sehr schwache hormonelle Wirkungen haben *Süßholz* (Glycyrhiza) und der *Türkische Rhabarber* (Rheum rhaponticum). Bewährt bei Hitzewallungen haben sich Tees aus *Thymian* und *Salbei*. Bei reinen Schlafstörungen ohne weitere Beschwerden sind *Baldrian, Hopfen, Passionsblume* oder *Melisse* angebracht. Ein erprobtes Mittel gegen leichte und mittelschwere Depressionen ist das *Johanniskraut*, vorausgesetzt die Dosierung stimmt – und Sie sind nicht allzu hellhäutig oder sehr viel an der Sonne, da der Wirkstoff die Lichtempfindlichkeit der Haut erhöht.

Grundsätzlich sollten Sie – vor allem wenn Sie bereits andere Medikamente einnehmen – vor der Einnahme von pflanzlichen Arzneimitteln ärztlichen Rat einholen. Nur so kann ausgeschlossen werden, dass die verschiedenen Arzneimittel sich gegenseitig in ihrer Wirkung verstärken oder abschwächen. Günstig ist auch, wenn Ihre Ärztin oder Ihr Apotheker eine Zusatzausbildung in Naturheilkunde vorzuweisen bzw. sich mit Phytotherapeutika beschäftigt hat. Es gibt auch naturheilkundliche Gynäkologinnen und Gynäkologen mit dem entsprechenden Zusatzwissen.

Wichtig ist, dass Sie nur Substanzen einnehmen, die nach den länderspezifischen Richtlinien hergestellt und kontrolliert worden sind; nur so können Sie sichergehen, dass Sie kein mit Pflanzenschutzmitteln o. Ä. verunreinigtes Produkt einnehmen. Kaufen Sie pflanzliche Arzneien bitte nicht im Ausland oder aus irgendeiner dubiosen Quelle im Internet – außer die Qualität der Produkte ist nachweisbar in Ordnung. Neben der Qualität der Inhaltsstoffe (Anbauort, Erntezeit, Reinheit, Verarbeitung der Pflanzen) kommt es darüber hinaus auch auf die Konzentration des Wirkstoffs an. Kontrollieren Sie immer, wie viele Milligramm Substanz pro Darreichungsform (Tablette, Kapsel) enthalten sind. Auf den zweiten Blick stellen sich dann nämlich oft günstige Produkte als recht teuer heraus. Beachten Sie auch, dass pflanzliche Produkte oft länger benötigen, um eine Wirkung zu zeigen. Eine Einnahme von nur ein paar Wochen ist sinnlos, haben Sie Geduld!

Die Gefahr von Osteoporose überlisten

Osteoporose (Knochenschwund) ist eine Erkrankung, die infolge des gesunkenen Hormonspiegels in den Wechseljahren auftreten kann – die Betonung liegt auf »kann«! Osteoporose muss unbedingt als multifaktorielle Erkrankung mit vielen anderen Ursachen (siehe Kapitel 1) gesehen werden. Nicht jede (junge) Frau in den Wechseljahren bekommt automatisch Probleme mit ihrer Knochensubstanz! Hier nochmals kurz die wichtigsten Risikofaktoren: familiäre Belastung, Nikotinmissbrauch, Schilddrüsenerkrankungen, Diabetes, besonders feingliedriger Körperbau, hellhäutiger und blauäugiger Pigmenttyp, frühe Menopause. Osteoporose ist eine schleichende Krankheit, die schwer früh zu erkennen ist. Die Knochen werden spröder und spröder, bis sie selbst harmlosen Belastungen nicht mehr standhalten; das betrifft vor allem die Handgelenke und den Oberschenkelhals.

Frauen in den frühen Wechseljahren sind besonders gefährdet

Je früher eine Frau in die Menopause kommt, umso größer ist die Gefahr, möglicherweise eine Osteoporose zu entwickeln. Der Grund liegt darin, dass der schützende Einfluss der Östrogene auf die Knochen eben viel zu früh ausfällt. Östrogene üben einen entzündungshemmenden Effekt aus; ist dieser nicht mehr oder nur noch in sehr geringem Ausmaß vorhanden, können die entzündungsähnlichen Reaktionen im Knochen die Oberhand gewinnen und die Knochenabbauer machen sich verstärkt an die Arbeit. Parallel dazu können die Osteoblasten [das sind Zellen, die für die Knochenbildung verantwortlich sind] ihre Aufbauarbeit nicht mehr ausreichend leisten und Kollagen in die abgebauten Knochen einlagern.

Osteoporose ist heimtückisch. Die Früherkennung ist äußerst schwierig, da die Krankheit zunächst völlig ohne Symptome und Schmerzen auftritt. Tauchen dann einmal die ersten Schmerzen oder Frakturen auf, hat sich schon über Jahre hinweg ein sogenannter asymptomatischer Knochenschwund entwickelt. Daher ist die Erkennung der schmerzfreien Osteoporose so wichtig! Jungen Frauen im vorzeitigen Klimakterium raten daher die meisten Expertinnen und Experten, eine Vorsorgeuntersuchung der Knochendichtemessung (= Osteodensitometrie) zu machen, wobei es da viele verschiedene Möglichkeiten gibt. Das normale Röntgen ist dafür ungeeignet, da bereits ein Drittel der Knochenmasse zerstört ist, wenn man mittels Röntgen erste Hinweise findet. Oft werden auch Densiometrie und Röntgen kombiniert. Ein besonderes Computertomographie-Verfahren, die sogenannte QCT, lässt detailliertere Aussagen zu als die Ultraschallgeräte. Einmal jährlich sollten Risikopatientinnen jedenfalls eine Knochendichtemessung durchführen; dazwischen lässt sich auch über eine Blut- bzw. Harnuntersuchung der aktuelle Knochenstoffwechsel verfolgen. Manche Ärztinnen und Ärzte bieten neuerdings auch eine Hautdickemessung an, um daraus auf die Qualität der Knochen zu schließen; die Aussagekraft dieser Methode ist allerdings noch recht umstritten.

Auch bei Osteoporose gilt: Vorbeugen ist alles
Frauen im vorzeitigen und frühen Klimakterium sollten prophylaktisch alles daransetzen, um das Risiko, diese schwere Erkrankung zu bekommen, möglichst gering zu halten. Unverzichtbar ist eine gesunde Lebensführung.

Regelmäßige *körperliche Bewegung* ist besonders hilfreich, um die Knochendichte zu erhalten; Knochen müssen einfach belastet werden, um gesund zu bleiben. Überwinden Sie den »inneren Schweinehund« – übertreiben sollten Sie es in puncto Sport ja ohnehin nicht. Dass ein Bewegungsprogramm individuell auf die allgemeine körperliche Verfassung abgestimmt sein muss, versteht sich von selbst. Mit einem »Zuviel des Guten« erreichen Sie schnell das Gegenteil! Suchen Sie sich eine Sportart, die Ihnen richtig Spaß macht – es muss ja nicht immer Joggen oder Schwimmen sein. Gönnen Sie sich einen Golf-Schnupperkurs, leisten Sie sich den exklusiven Cross-Trainer für zu Hause, schwingen Sie sich aufs Mountainbike, belegen Sie einen Rock-'n'-Roll-Tanzkurs mit Ihrem Partner, gehen Sie mit Freundinnen ins Fitness-Center oder zum Yoga-Kurs. Egal, wofür Sie sich entscheiden: Behandeln Sie diese Termine mit allergrößter Wichtigkeit! Tragen Sie sie verbindlich in den Terminkalender ein; schieben Sie nichts angeblich Wichtigeres vor – seien Sie sich das wert!

»Du bist, was du isst«, heißt es so schön. Übertragen auf eine knochenstärkende, gesunde Ernährung bedeutet dies: Verzicht auf Knochenräuber wie Kaffee, Cola-Getränke, Nikotin, Zucker (Schokolade), Salz und Phosphate (etwa in Wurstwaren und Fertiggerichten), stattdessen kalziumreiche Kost wie Milchprodukte (Rohmilch, Buttermilch, Joghurt, Kefir, Molke, Käse – vor allem Emmentaler, Parmesan, Gouda, Camembert), Soja, Gemüse (Grünkohl, Brokkoli, Lauch, Fenchel, Sellerie, Kohlrabi), Samen, Nüsse (Walnüsse, Haselnüsse, Mandeln), Seefische.

Der Tagesbedarf eines gesunden Erwachsenen liegt derzeitigen Empfehlungen zufolge bei ca. 1000 mg *Kalzium* pro Tag (Deutsche Gesellschaft für Ernährung). Wer wie junge Frauen in den Wechseljahren ein erhöhtes Osteoporoserisiko hat oder bereits an der Krankheit leidet, sollte 1200 bis 1500 mg Kalzium pro Tag in Form eines guten Nahrungsergänzungsmittels (aus der Apotheke) aufnehmen. Da der Körper Überschüsse an Kalzium nicht speichern kann, ist es wichtig, ihm diesen Mineralstoff regelmäßig, in Einzelgaben über den Tag verteilt und vor allem dauerhaft in der gefordert hohen Menge zuzuführen. Am besten nehmen Sie ein Präparat, das gleichzeitig *Vitamin D₃* enthält, das die Aufnahme und Verwertung von Kalzium im Körper verbessert. Vitamin D ist essentiell für gesunde Knochen, denn ohne genügend Vitamin D wird Kalzium schlecht aus dem Darm resorbiert. Frauen in der Postmenopause haben häufig nicht genug Vitamin D. Deshalb gehört außer Kalzium auch dieses Vitamin (täglich 400 bis 800 IE) zur Basistherapie bei Osteoporose. Der Dachverband Osteologie empfiehlt auch eine weitere Therapie, zum Beispiel *Bisphosphonate* zur Frakturprophylaxe.

Östrogene für Risikopatientinnen?

Östrogene sind *das* Allround-Knochenschutzhormon, der Tausendsassa schlechthin. Eine Hormonbehandlung beugt der Entmineralisierung der Knochen vor, und sie bewirkt auch, dass sich wieder neue Knochenmasse bildet, wo sich schon ein Substanzverlust manifestiert hat. Jungen Frauen in den Wechseljahren mit erhöhtem Osteoporose-Risiko wird also immer wieder nahegelegt, eine Hormonbehandlung zu beginnen. Dass sie überhaupt Risiko-Patientinnen sind, hängt aber nicht nur alleine von der Tatsche ab, dass diese Frauen früh in die Wechseljahre gekommen sind. Es müssen wohl noch ein, zwei andere Belastungsfaktoren (Diabetes, familiäre Belastung, Nikotinmissbrauch etc.) hinzukommen, um von einem erhöhten Risiko sprechen zu können und eine Hormonbehandlung ins Auge zu fassen. Wenn tatsächlich mehrere Faktoren vorliegen, sollten junge Frauen ergänzend zu einer kalziumreichen Ernährung (eventuell mit Ergänzungsmitteln) und regelmäßiger Bewegung tatsächlich eine Hormonbehandlung in Angriff nehmen. Diese muss allerdings längerfristig angelegt sein, 5–10 Jahre sollten es mindestens sein, um die Knochen ausreichend zu schützen. Manche Ärztinnen und Ärzte raten sogar zu einer lebenslangen Einnahme. Daher ist es besonders wichtig, die Therapie gemeinsam mit dem Arzt oder der Ärztin sowohl hinsichtlich der Dosis als auch der Anwendungsform so auszutüfteln, dass sie perfekt auf den Körper abgestimmt ist und weder zu viel noch zu wenig Östrogen bzw. Gestagen enthält.

Fazit: Osteoporose ist eine gefährliche Krankheit. Junge Frauen in den Wechseljahren sollten sich bewusst sein, dass sie zu den Risikopatientinnen zählen. Aber schlucken Sie deswegen nicht sofort Hormone, sondern planen Sie Ihre Therapie langsam und mit Bedacht. Und vergessen Sie nicht: Ernährung und Bewegung sind die beiden wichtigsten Kämpfer gegen Knochenschwund!

Herz-Kreislauf-Erkrankungen vermeiden

Östrogene schützen nicht nur die Knochensubstanz und vieles andere mehr, sie verhindern auch das Einlagern von Cholesterin in den Arterien und beugen so einer Gefäßverengung vor. Östrogene schützen die Arterien vor allem vor Ablagerungen durch das »böse« Cholesterin (LDL-Cholesterin) und bewirken gleichzeitig eine höhere Konzentration des »guten« Cholesterins (HDL-Cholesterin), das den Abtransport des »bösen« LDL-Cholesterins fördert. Je weiter der Östrogenspiegel in den Wechseljahren absinkt, desto schwächer wird der Einfluss des »guten« HDL-Cholesterins. Es kann so schneller zu Ablagerungen und Verengungen der Blutgefäße kommen. Ähnlich wie bei der Osteoporose sind aber die fehlenden Östrogene nur einer der Risikofaktoren für die Entstehung der Arteriosklerose. Weitere, zum Teil viel bedeutsamere Risikofaktoren sind Übergewicht, mangelnde Bewegung, Rauchen, Stress, Fettstoffwechselstörungen und Diabetes. Trotzdem: Wenn Sie schon recht jung in die Wechseljahre gleiten, dann sollten Sie besonders großes Augenmerk auf eine gesundes Herz und einen belastbaren Kreislauf legen; die Schutzfunktion der Östrogene sinkt bei Ihnen ja schon früher, die Gefahr einer Herz-Kreislauferkrankung ist demgemäß höher. Auch hier gilt: Das A und O, um Herz und Kreislauf fit zu halten, ist regelmäßige *Bewegung*. Empfehlenswert: ein individuell angepasstes Fitness- und Ausdauertraining in einem guten Fitness-Studio (mit gut ausgebildeten Trainern) zwei bis drei Mal pro Woche; oder legen Sie vier- bis fünfmal wöchentlich einen flotten Spaziergang (Walking) für eine halbe Stunde lang ein, das reicht anfangs, um erste positive Effekte zu erzielen. Sie müssen nicht gleich hart trainieren, um eine vorbeugende Wirkung gegen Herz-Kreislauf-Erkrankungen zu erzielen. Das Risiko von Herz-Kreislauf-Erkrankungen wird bei einem 45–60-minütigen Ausdauertraining ca. viermal pro Woche nachweislich reduziert.

In puncto *Ernährung* sollten Sie möglichst auf minderwertige und tierische Fette bzw. gesättigte und gehärtete Fettsäuren verzichten. Gesättigte tierische Fette finden sich in Fleisch und Wurstwaren, aber auch in Käse, Butter, Schmalz und Eigelb. Ebenso ungesund sind die gesättigten pflanzlichen Fette wie Kokosfett und Palmfett sowie alle chemisch gehärteten pflanzlichen Fette, wie man sie in Keksen, Kuchen, Schokoladeprodukten, Riegeln, Gebäck etc. findet. Legen Sie besser den Schwerpunkt auf frische pflanzliche Produkte mit einem hohen Anteil an Ballaststoffen und Vitaminen, möglichst unbehandelt und biologisch angebaut. Die »mediterrane Kost« mit qualitativ hochwertigem Olivenöl ist ebenfalls eine gute Alternative. Denn: Pflanzliches Fett ist erwiesenermaßen gesünder als tierisches, die richtigen Fette halten das Herz funktionsfähig und machen die Gefäße elastisch. Raps-, Erdnuss- und Olivenöl sind daher zumindest beim Kochen und Braten die gesunde Alternative zu Butter. Diese enthalten ein- oder mehrfach ungesättigte Fettsäuren, die hohe Blutfettwerte und somit das Arterioskleroserisiko senken. Besonders empfehlenswert sind die Omega-3-Fette, die in bestimmten Fischen (Makrelen, Lachs,

Hering, Thunfisch) zu finden sind. Bei den Eskimos, die sich naturbedingt relativ einseitig ernähren, ist der Herzinfarkt sehr selten! Fischölkapseln bewähren sich übrigens auch bei Regelbeschwerden. Und noch ein Plus für die ungesättigten Fette: In den frühen Wechseljahren wachsen ja leider hormonbedingt die Fettpölsterchen rascher, als wir uns das wünschen; gesättigte Fette landen eher in den Fettdepots des Körpers als die ungesättigten.

Lust an der Lust – Freude am Sex

Nicht immer müssen latente Unstimmigkeiten oder Spannungen in der Beziehung der Grund dafür sein, warum es in den Wechseljahren im Bett oft immer ruhiger wird und das sexuelle Interesse mehr und mehr erlischt. Oft tötet nicht die Partnerschaft die Lust oder die Vorstellung, als junge Frau in den Wechseljahren sexuell nicht mehr attraktiv genug zu sein, oft flaut sie auch nicht durch einen sinkenden Testosteronspiegel ab – oft sind es vielmehr ganz andere Gründe, die den Frauen in den Wechseljahren die Lust rauben.

»Ich hatte einfach furchtbare Schmerzen, wenn ich mit meinem Mann schlief. Meine Scheide wurde nicht mehr so feucht wie früher – aber dass das der Grund war, habe ich erst relativ spät von meiner Frauenärztin erfahren. Am Anfang hatte ich keine Ahnung, was da plötzlich anders war. Es dauerte auch lange, bis ich mit meinem Mann über meine trockene Scheide reden konnte.« (Melanie, 39 Jahre)

Wenn im Laufe der Wechseljahre der Östrogenspiegel mehr und mehr sinkt, kann die Scheidenschleimhaut allmählich dünn und verletzlich werden. Die Dicke, Feuchtigkeit und Durchblutung der Scheidenschleimhaut sind nun mal abhängig von Östrogenen. Gleitmittel, etwa aus der Apotheke, können bei einer trockenen Scheide helfen, die oft zum echten Problem werden kann. Gleitcremes oder eine zerdrückte Kapsel Vitamin E können die verlorene Feuchtigkeit ersetzen.

Gerade junge Frauen in den Wechseljahren leiden unter dem Phänomen der trockenen Scheide, weil sie oft die Schuld bei sich selbst suchen, nach dem Motto: »Ich bin nicht mehr leidenschaftlich oder liebesfähig genug.« Falsch! Die trockene Scheide ist ausschließlich die Folge des sinkenden Östrogenspiegels und kann durch Gels oder andere Gleitmittel leicht behoben werden. Sprechen Sie offen mit Ihrem Partner darüber – die Geltube o. Ä. kann mit etwas Fantasie zu einem inspirierenden Teil Ihres Liebesspiels werden. Regelmäßiger Sex und Selbstbefriedigung erhalten die Scheide zudem elastisch und feucht.

Ebenfalls hilfreich: regelmäßiges Beckenbodentraining. Es strafft und kräftigt die Scheide, verschafft Ihnen und Ihrem Partner auch neue Gefühle beim Sex und schützt gleichzeitig vor Blasenschwäche. Stellen Sie sich vor, Sie würden die Blase entleeren. Dann spannen Sie an, unterbrechen den imaginierten Urinfluss und ziehen die Muskeln der Vagina fest zusammen. Halten Sie diese Spannung etwa zwei Sekunden lang und lockern Sie sie dann. Das wiederholen Sie nun, sooft Sie können. Sie können diese Übung äußerst diskret ausführen – überall.

Die Frage nach der Verhütung in den (beginnenden) Wechseljahren muss ganz individuell geklärt werden. Grundsätzlich gilt von Expertenseite der Rat: Bis zur Menopause, also bis ein Jahr nach der letzten Regelblutung, müssen Sie zu Verhütungsmitteln greifen (außer, Sie hoffen, doch noch schwanger werden zu können, was unter Umständen möglich ist). Meist weiß man ja oft nicht genau, ob noch ein Eisprung erfolgt – solange Sie also noch menstruieren, auch wenn die Blutung sehr unregelmäßig ist, ist das Thema Verhütung nicht vom Tisch. In dieser Phase sind natürliche Verhütungsmethoden wie die Schleimmethode oder die Temperaturmessung eine gute Wahl, um überhaupt herauszubekommen, ob noch ein Eisprung stattfindet. Empfehlenswert – da nicht hormonell wirkend – sind Kondome, Diaphragma und chemische Verhütungsmittel wie Sprays oder Zäpfchen. Geeignet ist auch die Spirale. Ob die Pille für junge Frauen in den Wechseljahren mit 35 oder 40 Jahren empfehlenswert ist, lässt sich nicht generell beantworten. Wenn Sie rauchen, unter Bluthochdruck, Gerinnungsstörungen, Thrombosen, starken Krampfadern oder Lebererkrankungen leiden, sollten Sie die Pille grundsätzlich meiden. Wenn Sie sich für eine Hormonbehandlung entscheiden, muss die Verhütung ohnehin darauf abgestimmt werden.

Heiße Tipps gegen Hitzewallungen & Co.

Schweißnasse Ärmel? Rotes Gesicht? Augenringe? Hier Tipps und Tricks für Alltag und Beruf – allesamt ausprobiert und für gut befunden von Frauen, die die Wechseljahre schon hinter sich haben:

- *Schlafen* Sie sich fit und wohl! Wenn Sie unter Schlafproblemen leiden, sorgen Sie für Schlafhygiene der besonderen Art: Gehen Sie täglich zur gleichen Zeit ins Bett. Führen Sie entspannende und ausgleichende Rituale ein (eine Tasse Kräutertee, ein warmes Fußbad, eine Partner-Massage mit pflegenden Ölen, eine schöne Duftkerze etc.). Sorgen Sie im Schlafzimmer für eine angenehme und harmonische Stimmung (mit Lampen, mit Farben, edler Bettwäsche, gesundem Raumklima etc.). Manche Frauen in den Wechseljahren schwören auf Bettwäsche aus atmungsaktiver Mikrofaser oder kühlender Seide.
- Drosseln Sie die Heizung, denn ein Zuviel an Wärme kann Hitzewallungen auslösen. 19° *Raumtemperatur* sind wirklich genug. Auch heißes Essen, Alkohol oder scharfe Gewürze können einen Hitzeschub ankurbeln.
- *Sauna, Trockenbürsten oder Wechselduschen* regen die Temperaturregulation an und mildern Hitzewallungen und Schwitzen.
- *Visualisierungen:* Stellen Sie sich bei einer Hitzewallung die Farbe violett vor oder tauchen Sie in die Vorstellung ein, Sie säßen in einem Iglu.
- *Kalte Unterarmbäder* (2–5 Min.): Unterarm in ein Waschbecken mit kaltem Wasser tauchen oder kaltes Wasser über den Arm laufen lassen. Das Wasser sollte nicht eiskalt sein, sondern nur als kühlend empfunden werden, sodass die Hitze abgeleitet wird.
- *Kalte Fußwickel* (gegen nächtliches Schwitzen): Baumwollsocken mit kaltem Wasser tränken, auswringen, anziehen. Darüber Wollsocken ziehen. Über Nacht anbehalten. Diese Methode sollten nur Frauen mit warmen Füßen anwenden.
- *Beruhigende Wadenwickel* (gegen nächtliches Schwitzen): Ein Handtuch mit kühlem Wasser tränken, auswringen, um die Waden legen. Ein zweites Handtuch darüber wickeln. Über Nacht anlassen oder bis die kühlende Wirkung nachgelassen hat. Für Frauen, die eher kalte Füße haben.

- *Wechselfußbäder* sind ein gutes Mittel gegen die Temperaturfehlsteuerung des Körpers. Stellen Sie zwei Wannen auf; in eine gießen Sie Wasser mit 38° C, in die andere füllen Sie Wasser mit etwa 10° C. Stellen Sie sich mit beiden Füßen fünf Sekunden lang ins warme, dann zehn Sekunden lang ins kalte Wasser; das Ganze fünf- bis zehnmal wiederholen.
- Viele Frauen schwören auf *Homöopathie* und *Akupunktur* gegen Hitzewallungen. Es ist auf jeden Fall einen Versuch wert!
- Ziehen Sie sich so an, dass Sie auf *Hitzewallungen* kleidungstechnisch gut reagieren können – Stichwort: Zwiebellook. Auch im Business möglich: kurzärmelige Kaschmir-, Baumwoll- oder Seidentops unter dem Blazer sehen immer gut aus, selbst wenn man die Jacke auszieht. Variieren Sie mit edlen Pashmina-Schals, Seidenschals oder anderen Tüchern, die Sie je nach Bedarf abstreifen oder über die Schultern legen. Die immer aktuellen und auch in modischen Schnitten erhältlichen Twinsets sind eine gute Wahl! Kombinieren Sie sie mit modischen Accessoires wie mit schönen Ketten oder Tüchern, damit Sie nicht langweilig wirken. Ziehen Sie bei einer Hitzewallung einfach den Cardigan aus und drapieren Sie ihn lässig um die Hüfte oder auf der Schulter – niemand wird Ihre »kleidungstechnische Änderung« bemerken. Eine tolle Kette, ein edler Schal in kühlen Tönen (keine Rotanteile!) lenkt zudem den Blick vom vielleicht geröteten Gesicht ab. Verzichten Sie grundsätzlich auf schwere, dicke Stoffe wie Tweed oder Bouclé. Ein absolutes No-No: Kunstfasern jeglicher Art und glänzende Stoffe, die Schwitzflecken sofort vergrößern. Greifen Sie bei Blazern, Hosenanzügen und Kostümen zu leichteren, knitterarmen und atmungsaktiven Stoffen wie Cool Wool oder leichten Schurwoll-Gemischen. Bei Blusen und Shirts ist Baumwolle Favorit, gefolgt von Seide (eventuell Schweißblätter einnähen lassen) und Viskose. Verzichten Sie auch in kühleren Jahreszeiten auf Rollkrägen und andere hochschließende Kragenlösungen; wählen Sie luftigere V- oder Rundhalsausschnitte, die Sie mit Schmuck, kleinen Tüchern oder Schals aufpeppen. Als Motto beim Kleidungskauf sollte gelten: Qualität vor Quantität.
- Für die Freizeit und speziell für Mütter mit (Klein-)Kindern zu Hause gilt Ähnliches: Orientieren Sie sich am Zwiebelprinzip, damit Sie im Bedarfsfall rasch eine »Schicht« ausziehen können. Wählen Sie gut

fallende und vor allem pflegeleichte Stoffe und Materialien. Haben Sie Mut und trauen Sie sich, »Farbe zu zeigen«: Ein farblich zu Gesicht und Haar passender Farbtupfer lenkt von Müdigkeitsanzeichen im Gesicht ab – und stimmt Sie selbst auch innerlich gleich fröhlicher! Hüten Sie sich davor, als Mutter und/oder Hausfrau täglich immer nur in das gleiche Paar Jeans und Sweater zu schlüpfen. »Kleider machen Leute« – das gilt auch für gestresste Mütter in den frühen Wechseljahren! Es gab noch nie eine so große Auswahl an schicker, sportlicher Alltagskleidung. Eine toppmodische Cargohose mit Polo-Shirt und tollen Sneakers ist doch eine prima modische Alternative zu Jeans und Shirt!

- Kaufen Sie kleine Reise-Deosticks oder Roll-Ons für Handtasche und Schreibtischschublade. Seit neuestem gibt es auch einzeln verpackte Deo-Blättchen für die Handtasche oder die Reise. Legen Sie sich Cool-Packs in den Büro-Kühlschrank.

- Auch wenn Sie wieder mal miserabel geschlafen haben: Lassen Sie sich nicht hängen! Ab unter die Dusche, modische Kleidung in einer frischen Farbe, ein wenig Make-up ins Gesicht (vor allem sanftes Rouge auf Wangen und Kinn, heller Abdeckstift für die Augenringe, glänzendes Gloss auf die Lippen), und schon fühlt frau sich wieder besser in ihrer Haut. Sorgen Sie immer für gepflegte Fingernägel – selbst wenn Sie müde und »fertig« sind, wird Ihnen die Umgebung Professionalität attestieren.

- Ein Puder-Make-up in Ihrem Hautton, ein frisches Rouge und ein glänzendes Lip-Gloss bringen auch tagsüber im Büro das Gesicht rasch wieder »in Ordnung«. Leicht anzuwenden sind kleine löschpapierähnliche Blättchen, die überschüssiges Fett oder Schweiß vom Gesicht aufsaugen und nicht das gesamte Make-up zerstören. Herrlich sind auch kühlende Sprays mit Gesichtswasser oder Thermalwasser für den Frische-Kick zwischendurch. Lassen Sie sich in der Parfümerie beraten! Praktisch für das Büro sind auch die kleinen Döschen oder Paletten mit Mini-Ausgaben von Make-up, Rouge, Lidschatten, Lippenfarben und Pinseln, wie man sie oft in den Duty-free-Shops findet. Sollte ein Make-up über den Tag halten oder brauchen Sie ein ideales Abend-Make-up, dann kaufen Sie sich eine Ihrem Hautton entsprechende Camouflage – diese ist wasser- und schweißfest und sorgt für einen matten Teint.

Körper und Seele im Einklang – entspannen Sie sich

Suchen Sie gezielt *Entspannung!* Die Umstellungszeit der Wechseljahre kostet viel Kraft und Energie; Unsicherheit, Unruhe und Anspannung verursachen oft auch körperliche Begleiterscheinungen wie Muskelverspannungen, Kopf- und Rückenschmerzen oder Magen-Darm-Beschwerden. Es gibt ein Fülle von *Entspannungsmethoden*, die Körper und Seele beruhigen: autogenes Training, Progressive Muskelentspannung nach Jacobson, Yoga, Qi-Gong, Meditation, Tai Chi und vieles mehr. Schnuppern Sie in unterschiedlichste Kursangebote hinein, spüren Sie nach, wohin es Sie am meisten zieht.

Noch relativ unbekannt ist die sogenannte *Hormon-Yoga-Therapie*, die angeblich sogar die Hormonproduktion des Körpers erhöhen und grundsätzlich eine Verbesserung der Menopausen-Symptome erzielen soll. Yoga ist grundsätzlich eine gute Möglichkeit, Tiefenentspannung zu erlernen, was zu dramatischen Verbesserungen von vegetativen Beschwerden, wie sie oft mit den Wechseljahren einhergehen, führen kann. Außerdem fördert Yoga die Selbstwahrnehmung, die Beweglichkeit und eine Haltung geistiger Klarheit.

Kreuz und Quer – was sonst noch helfen kann

Die folgenden Anregungen mögen Sie inspirieren und zu einigen zusätzlichen »Wohlfühl-Aktionen« für Körper und Seele motivieren:

- Bleiben Sie in Bewegung. Tun Sie etwas für Ihre *körperliche Fitness*. Das strafft Ihre Muskeln, hilft Herz und Kreislauf auf die Beine und stärkt die Abwehrkräfte Ihres Körpers. Und macht Spaß!
- Bleiben Sie in Bewegung. Tun Sie auch etwas für Ihre *geistige Fitness*. Belegen Sie Trainings und Seminare, nehmen Sie sich die nächste Karrierestufe vor, bleiben Sie aktiv, offen und interessiert an diesem bunten, prallen Leben!
- *Trinken* Sie viel, viel gutes, klares Wasser. Verbessern Sie den Geschmack mit einem Spritzer Zitronensaft oder ein paar Scheiben frischen Ingwers.
- Vorsicht bei Kaffee! Zwei Tassen täglich sollten reichen. Kaffee

begünstigt und verstärkt Stresserscheinungen. Und das brauchen Sie jetzt wirklich nicht.

- Ersetzen Sie Ihre tägliche Tasse Kaffee nach und nach durch *grünen Tee*. Er wirkt nicht nur verdauungsanregend, sondern auch als intensiver Radikalenfänger und somit als ausgesprochen gesundheitsfördernd. Neue Studien belegen auch die fettverbrennenden Eigenschaften des Getränks.

- Praktizieren Sie ein bis drei Mal pro Woche »*Dinner Cancelling*«, indem Sie ab ungefähr 16.00 Uhr auf alle festen Speisen verzichten und nur noch kalorienfreie Flüssigkeiten zu sich nehmen. Das macht nicht nur schlank, sondern soll auch einen positiven Anti-Aging-Effekt haben!

- Gönnen Sie sich regelmäßig neue, schicke, modische *Kleidung* – sorgen Sie dafür, dass Sie sich über Ihren Anblick im Spiegel so richtig freuen! Wenn Sie ein wenig zugenommen haben, leisten Sie sich bitte jetzt erst recht neue Kleider – mit schmalen, antaillierten Schnittlinien, durch die sich der Körper aber nicht abzeichnet. In zu kleinen Hosen oder Röcken wirken Sie umso fülliger – ein paradoxes optisches Phänomen! Außerdem: Sie leben *jetzt* und brauchen *jetzt* schöne, modische und vor allem passende Kleidung. Die alten Sachen können Sie ja getrost wieder hervorholen, wenn Sie wirklich wieder abgenommen haben.

- Leisten Sie sich eine kompetente Farb- und Stilberatung und testen Sie aus, welche Farben, Schnittlinien, Längen und Formen vorteilhaft sind, Ihren Typ unterstreichen und Sie jugendlich und agil aussehen lassen. Ein frischer Wind im Kleiderschrank hat noch nie geschadet! Trennen Sie sich dann aber auch radikal von allem, das nicht mehr zu Ihnen passt – so ein »Entrümpelungs-Sonntag« (vielleicht gemeinsam mit einer Freundin) wirkt oft Wunder ...

- Leisten Sie sich gut sitzende, schöne Wäsche – ein »Kick« gleich am Morgen! Nicht vergessen: pfiffiges, farblich und stilistisch passendes Schuhwerk, welches ein modisches Outfit erst abrundet (Stiefel, Stiefeletten oder lässige Pumps).

- Leisten Sie sich regelmäßig einen Besuch bei einer *Kosmetikerin* und sorgen Sie dafür, dass Sie Ihrer Haut die nun fehlende Feuchtigkeit auch von außen zuführen. Produkte mit Hyaluronsäure u. Ä. sind wahre Faltenkiller und plustern die ersten Fältchen toll auf. Wirkungsvolle Kosmetik lässt sich auch selbst herstellen, es muss nicht der Tiegel Creme für 100 € sein. Auch die heutige Naturkosmetik wartet mit Inhaltsstoffen auf, die tatsächlich eine Wirkung zeigen.

- Zupfen Sie Ihre Gesichtkonturen täglich ein paar Minuten lang sanft mit den Fingerspitzen – das macht die Konturen wieder straff und jugendlicher.
- Geben Sie grauen Strähnen oder den ersten silbernen Härchen keine Chance – ab zum Friseur! Aber färben Sie Ihre Haare höchstens 1–2 Nuancen heller bzw. dunkler – alles andere wirkt unnatürlich und zu hart zum Gesicht. Flotte, fransige Kurzhaarschnitte oder lässige Hochsteckfrisuren verleihen der Trägerin ein interessantes und gepflegtes Image. Auch die Kopfhaare verlieren in den Wechseljahren an Glanz und Spannkraft. Pflegen Sie sie mit Kuren u. Ä., gönnen Sie sich eine gute Echthaar-Bürste und bürsten Sie Ihre Haare täglich ein paar Mal kopfüber vom Ansatz bis zu den Spitzen durch: das beste – und einfachste – Mittel für mehr Glanz und Volumen!

Special:
Verfrühte Wechseljahre –
Kinderwunsch ade?

Medizinische Aspekte der Kinderlosigkeit

»Das war für mich der furchtbarste Moment an der Diagnose ›vorzeitige Wechseljahre‹: Als man mir sagte, dass ich nie mehr ein eigenes Kind haben könnte, zumindest kein ›biologisch‹ eigenes. Ich war deprimiert, heulte wochenlang durch und bin selbst heute, fünf Jahre nach der Diagnose, noch oft total niedergeschlagen ... Irgendwie liegt ein Schleier über meinem Leben. Wenn ich Frauen mit Kinderwagen sehe, krampft sich alles in mir zusammen. Ich mache mir ständig Vorwürfe, warum wir so lange mit einem Kind gewartet haben! Wir wollten ja unbedingt Kinder, haben den Plan aber immer wieder verschoben. Der Job, der Umzug, das Haus – es kam immer was dazwischen. Außerdem: Ich war ja noch jung – 30, 32 Jahre – da muss man sich doch mit den Kindern noch nicht so beeilen ... Dass es dann mit 35 wirklich schon zu spät sein könnte, hätte ich nie für möglich gehalten.« (Ursula, heute 40 Jahre)

»Es war seltsam: Wir wollten ja nie Kinder haben, das Thema war lange schon abgehakt. Als dann aber durch die frühe Menopause klar war, dass ein Kind nun wirklich nicht mehr möglich ist, war ich trotzdem todtraurig! Ich hatte das Gefühl, mir sei etwas geraubt worden. Es macht anscheinend einen Unterschied, ob man sich aus freien Stücken für oder gegen etwas entscheidet oder ob man gar nicht mehr die Chance bekommt, frei zu entscheiden!« (Daphne, heute 44 Jahre)

Viele Paare wünschen sich Kinder, obwohl EU-weit die Geburtenrate sinkt und sinkt. Erst Karriere, dann ein Kind – immer mehr Frauen entscheiden sich für diese Reihenfolge. So steigt die Zahl derjenigen, die mit 35 Jahren und älter Nachwuchs bekommen – oder bekommen wollen –, stetig an. Der Anteil dieser Spätgebärenden liegt in Deutschland inzwischen bei rund zwölf Prozent. Im Vergleich: 1970 waren noch 90 Prozent der Frauen bei der Geburt ihres ersten Kindes jünger als 30 Jahre, 1990 war bereits ein Viertel älter als 30. Umso belastender und schmerzhafter, wenn dieser Lebensplan dann nicht verwirklicht werden kann! Nicht zeugungs- bzw. fortpflanzungsfähig zu sein, ist für viele Menschen ein »Makel«, über den man lieber schweigt.

In Deutschland sind etwa 10 bis 15 Prozent der Paare ungewollt kinderlos. Die Dunkelziffer liegt wahrscheinlich noch um einiges höher, weil dieses Thema eben nach wie vor extrem tabuisiert wird. Manche Fachleute sprechen davon, dass etwa jedes sechste Paar ungewollt kinderlos bleibt. Dass die Zahl dieser Paare ansteigt, ist sicher auch ein Resultat des oben angesprochenen gesellschaftlichen Wandels: Immer mehr Frauen entscheiden sich für die Reihenfolge Berufsausbildung, Karriere und dann erst Kinder als optimale Lebens- und Familienplanung.

Woran kann es liegen?

Von ungewollter Kinderlosigkeit spricht man dann, wenn nach ein bis zwei Jahren ungeschützten Geschlechtsverkehrs keine Schwangerschaft eingetreten ist. Die Ursachen liegen zu je 40 Prozent bei der Frau oder beim Mann, zu rund 10 Prozent bei beiden, in rund 10 Prozent lassen sich keine Ursachen finden. Neben körperlichen Ursachen können auch seelische Faktoren sowie Umweltbelastungen, Stress, psychische Belastungen, falsche Ernährung, Alkohol, starkes Unter- oder Übergewicht, Rauchen, Drogenmissbrauch und vieles mehr die Fruchtbarkeit beeinträchtigen.

Die häufigsten körperlichen Ursachen

- hormonelle Ursachen (Hypophysen-Störung, PCO-Syndrom = Polycystisches Ovarsyndrom, Insulinresistenz, erhöhte männliche Hormone, Gelbkörper-Schwäche, erhöhtes Prolaktin, Unterfunktion der Schilddrüse, vorzeitige Wechseljahre / POF),
- organische Ursachen (Eileiter- oder Eierstockentzündungen, Myome, Zysten, Endometriose, Tumore, Fehlbildungen der Gebärmutter),
- Ursachen beim Mann (Produktion und Transport der Spermien, Entzündungen, Hodenfehlbildungen, erektile Dysfunktion u. Ä.),
- genetische Ursachen (Turner-Syndrom),
- das Alter.

Ein entscheidender Faktor – das Alter

Das Lebensalter der Frau ist einer der bestimmenden Faktoren, der die Wahrscheinlichkeit einer Schwangerschaft festlegt. Die Fruchtbarkeit von Frauen erreicht Anfang 20 ihr Maximum, schon mit 30 Jahren beginnt sie abzunehmen, gegen 40 gibt es einen scharfen Knick nach unten. Nach dem 45. Lebensjahr haben zwar manche Frauen noch ab und zu einen Eisprung, aber die Chance auf eine Schwangerschaft ist schon sehr gering: Sie beträgt 0,2 Prozent. (Die Altersangaben sind Durchschnittswerte.)

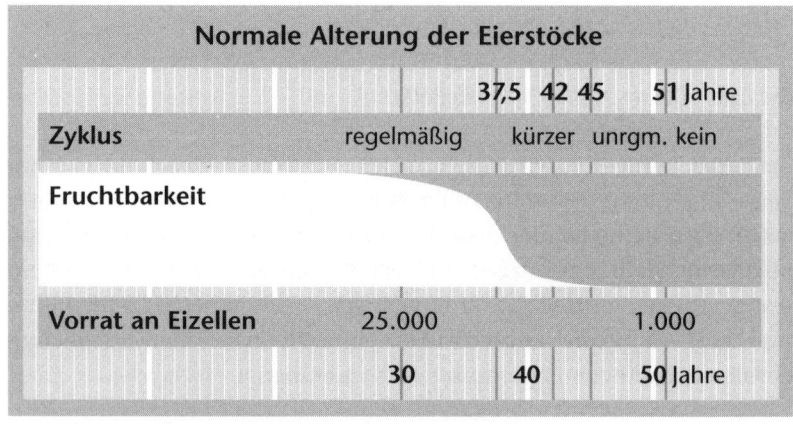

Abb. 4: Normale Alterung der Eierstöcke

Expertinnen und Experten schätzen, dass ungefähr jede zehnte Frau bereits mit 45 Jahren in die Menopause kommt. Mit den Wechseljahren stellen die Eierstöcke langsam ihre Funktion ein. Aufgrund der zurückgehenden Anzahl von Follikeln (= Ovarielle Reserve; die Reaktionsfähigkeit des Eierstocks auf das Follikelstimulierende Hormon FSH wird auch als ovarielle Reserve bezeichnet) sinkt die weibliche Fertilität, also die Fruchtbarkeit.

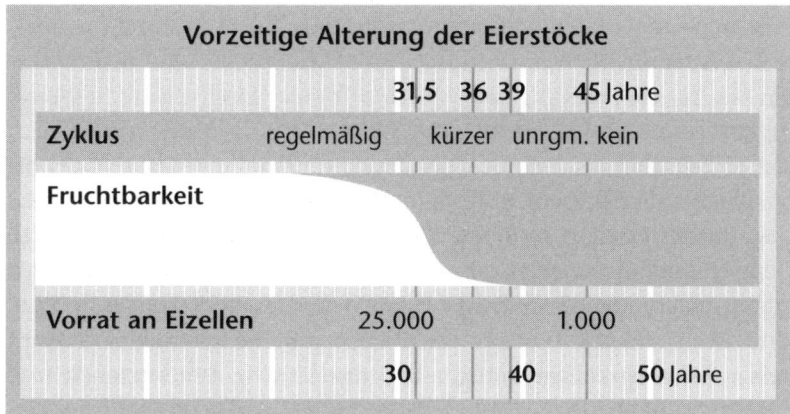

Abb. 5: Vorzeitige Alterung der Eierstöcke

Je älter eine Frau, desto geringer die Zahl der Eizellen. Als Risikofaktoren für eine vorzeitige Alterung der Eierstöcke gelten Rauchen, Endometriose und Unterleibsentzündungen, frühe Wechseljahre in der Familie, chirurgische Eingriffe, Radio- und Chemotherapie bei bösartigen Tumoren.

Da der zeitliche Abstand zwischen Fruchtbarkeitsknick und Menopause mit ca. 13 Jahren ziemlich konstant ist (und teilweise vererbt wird), wird es für Frauen mit den oben angeführten Risikofaktoren bereits ab 32 höchste Zeit, wenn sie noch Kinder haben wollen! Frauen über 35 dürfen grundsätzlich keine Zeit verlieren und sollten – so raten Fachleute – bereits nach einem halben Jahr vergeblichen Probierens ärztliche Hilfe in Anspruch nehmen.

Vorzeitige Ovarialinsuffizienz POF

Häufig wird bei Frauen, die sich lediglich in einem späteren gebärfähigen Lebensalter befinden (siehe oben), fälschlicherweise die
vorzeitige bzw. prämature Ovarialinsuffizienz POF als Ursache von
Störungen des Eisprungs angegeben. Durch Hormonuntersuchungen
(empfohlen werden mindestens drei innerhalb eines halben Jahres)
kann jedoch schnell festgestellt werden, ob es sich tatsächlich um eine
vorzeitige Ovarialinsuffizienz (vorzeitige Wechseljahre) handelt oder
nicht: Im Fall einer POF sind die Hormone LH und FSH erhöht, die
Östrogene liegen deutlich unterhalb der Normwerte. Wenn die ovarielle Reserve tatsächlich zu gering ist und die Eierstöcke nicht mehr arbeiten, kann eine Schwangerschaft nur mit einer Eizellspende herbeige-
führt werden. Dabei werden Eizellen einer jüngeren Frau mit dem
Samen des Mannes der Eizellempfängerin befruchtet. Die Gebärmutter selbst ist auch noch in hohem Alter in der Lage, ein Kind auszu-
tragen – das Problem stellen ja die Eizellen dar. Die Eizellspende ist in
Deutschland, Österreich und in vielen anderen europäischen Ländern
aber derzeit verboten und wird immer wieder heiß diskutiert. In Ländern wie Südafrika, Portugal, Tschechien, Spanien etc. ist sie erlaubt
und wird in speziellen Kliniken durchgeführt. In den letzten Jahren
hat sich geradezu ein – äußerst fragwürdiger – »Eizell-Tourismus« in
diese Ländern entwickelt. Sehr selten tritt aber auch eine natürliche
Befruchtung (= Spontankonzeption) ein; die Chance darauf beträgt ca.
5 Prozent auf 5–10 Jahre.

Vorübergehende Ovarialinsuffizienz

In Ausnahmefällen besteht das Phänomen der vorzeitigen Ovarialinsuffizienz nicht dauerhaft, und die Funktion der Eierstöcke erholt
sich (vorübergehend) wieder (»*intermittant ovarian failure*« = *vorübergehende bzw. unterbrochene Ovarialinsuffizienz*). Mit Hormonen kann
versucht werden, die Eierstöcke zu stimulieren und die Produktion von
Eizellen anzuregen. Man darf zwar auch bei solchen Maßnahmen
nicht damit rechnen, dass viele Eizellen entstehen, aber gelegentlich
ist dann auch durchaus eine Reagenzglasbefruchtung (In-vitro-
Fertilisation, IVF) möglich. Eine Vorbehandlung mit einer »Pille« oder
natürlichen Östrogenen ist in diesen Fällen hilfreich, um die FSH-Spiegel zu normalisieren.

Low Response

Mit »Low Responderinnen« sind diejenigen Frauen gemeint, die – vereinfacht gesagt – nicht entsprechend ihrem Alter oder nur unzureichend auf stimulierende Hormongaben reagieren, sie zeigen eben nur »low response«, ein geringes Ansprechverhalten. Der Übergang zum vorzeitigen Klimakterium, zur vorzeitigen Ovarialinsuffizienz ist fließend. Eine wirklich präzise Definition gibt es dafür eigentlich nicht, da dieser »Zustand« ja auch ab einem bestimmten Alter völlig normal ist. Manchmal wird folgende Definition verwendet: Reifung von weniger als 3–4 Follikel auch bei einer hoch dosierten Hormongabe. Wenn der Low Response nicht altersbedingt ist, dann sind die Ursachen oft nicht zu klären – ähnlich wie bei den vorzeitigen Wechseljahren. Fachleute spekulieren dann über immunologische Ursachen oder defekte Hormonrezeptoren. Vorübergehend kann es zu diesem Phänomen kommen, wenn die Abstände von Therapien mit hormoneller Stimulation zu kurz sind. Gönnt man den Eierstöcken keine ausreichende Erholungszeit, dann lässt deren Reaktionsfähigkeit oft nach.

Gibt es Hilfe?

Bleibt eine Schwangerschaft trotz ungeschütztem Geschlechtsverkehr über ein bis zwei Jahre aus, sollten sich beide Partner ärztlich untersuchen lassen (bei der Gynäkologin bzw. beim Urologen oder Andrologen). Frauen ab 35 wird empfohlen, bereits nach einem halben Jahr erfolglosen Probierens eine Ärztin bzw. einen Arzt aufzusuchen. Nach einer allgemeinen Anamnese (bestehende Krankheiten, seelische Belastungen, Operationen u. Ä.) folgt eine gründliche körperliche Untersuchung: gynäkologische Untersuchung, Ultraschall, Hormonuntersuchungen z. B. in Bezug auf Östradiol, LH, FSH, Testosteron, Progesteron, Prolaktin, Schilddrüsenhormone; eventuell Gebärmutterspiegelung, Bauchspiegelung etc. Oft führt die Frauen ein unerfüllter Kinderwunsch zum Facharzt, wobei sich dann im Zuge der Untersuchung und Ursachenforschung herausstellt, dass vorzeitige Wechseljahre vorliegen.

Ob eine Kinderwunschbehandlung bei vorzeitigen Wechseljahren sinnvoll oder eher wenig Erfolg versprechend ist, lässt sich im Vorfeld zumindest begrenzt abklären: Als eher problematisch gilt die Kombination Alter über 40 und geringe Eizellausbeute.

Weitere Parameter sind:

- der FSH-Wert (als sinnvolle Grenze wird oft ein Schwellenwert von 15–20 Ul betrachtet),
- das Ultraschallergebnis (sind in einer frühen Zyklusphase mehrere kleine Follikel sichtbar oder nicht?),
- die Bestimmung der Inhibin-B-Werte (ein Protein, das in bestimmten Zellen des Follikels gebildet wird und die Wirkung des FSH unterdrückt),
- der sogenannte Insulin like Growth Factor IGF (eine Art Wachstumshormon),
- seit kurzem: die Bestimmung des sogenannten Anti-Müller-Hormons, das im Blut nachgewiesen werden kann.

Ziel der Therapie ist, die geringe ovarielle Reserve der Frau optimal zu nutzen. Es gibt nicht nur viele Medikamente zur Stimulation der Eierstöcke, sondern auch viele verschiedene Behandlungsprotokolle, die zum Teil recht standardisiert angewendet werden. Wenn keine der oft recht belastenden und langwierigen Therapien anschlägt und der Kinderwunsch weiterhin vorhanden ist, dann besteht theoretisch noch die Möglichkeit einer Eizellspende, die jedoch, wie schon gesagt, u. a. in Deutschland, Österreich und in der Schweiz verboten ist.

»Wir wollten unbedingt Kinder, möglichst gleich mehrere. Als ich nach fast zwei Jahren immer noch nicht schwanger war, begannen wir mit der ganzen Untersuchungsodyssee – bis schließlich feststand, dass es an mir lag, dass meine Eierstöcke nur noch sehr wenige Eizellen produzierten. Ich stand mit 37 Jahren mitten im Klimakterium. Nach einigen Versuchen mit hohen Hormondosen waren meine Werte nach ein paar Monaten erstaunlich gut – mein FSH-Wert lag bei 5,9, also im fruchtbaren Bereich! Nun hoffen wir inständig, dass es so bleibt und ich tatsächlich noch schwanger werde. Ich weiß, das wäre fast ein Wunder – aber ich will die Hoffnung nicht aufgeben.« (Amy, 37 Jahre)

»Es war ein steiniger und schmerzhafter Weg – akzeptieren zu lernen, keine Kinder bekommen zu können. Unsere Partnerschaft war auf eine harte Probe gestellt. Ich war monatelang wie paralysiert, der einzige Lebensinhalt waren die verschiedenen, sehr anstrengenden Behandlungen in der Klinik und das Warten dazwischen. Ich nahm wie selbstverständlich an, dass all dies – dieser Aufwand in jeder Hinsicht – bei meinem Mann den gleichen hohen Stellenwert hatte. Das war aber nicht so, er konnte und wollte das bald nicht mehr mitmachen und mich unterstützen. Also machte ich alleine weiter ... verrückt! In der Klinik riet man mir zu einer psychologischen Beratung. Dabei lernte ich, meinen Kinderwunsch Schritt für Schritt loszulassen, mich davon zu verabschieden. Ich erlebte eine intensive Trauerphase – dann konnte ich damit abschließen. Heute leben wir wieder recht glücklich miteinander; die schwere Zeit hat uns zusammengeschweißt.« (Katy, 39 Jahre)

Kinderwunsch trotz Krebs

Für jeden Menschen ist die Diagnose Krebs ein Schock – besonders natürlich für junge Frauen, die mitten im Leben stehen und sich womöglich gerade erst über ihre Familienplanung Gedanken machen. Kann ich nach einer Chemotherapie überhaupt Kinder bekommen? Das ist wohl eine der drängendsten Fragen. Bei jungen Frauen werden heute zur Behandlung der Krebserkrankung verschiedenste Therapien miteinander kombiniert, je nach Krebsart und Grad der Erkrankung Operationen, Bestrahlungen, Chemo- und Anti-Hormontherapien.

Eine *Operation* und auch die *Bestrahlung* haben meist keinen großen Einfluss auf den Hormonhaushalt, außer, sie erfolgen an Gebärmutter, Eierstöcken, Eileiter oder Rumpf. Werden die *Eierstöcke entfernt*, versiegt die Hormonproduktion, die Folge: vorzeitige Wechseljahre. Die *Strahlentherapie* greift die Krebszellen lokal an. Wird der Unterleib bestrahlt, können die Eierstöcke und die darin liegenden Eifollikel geschädigt werden. Die Behandlung junger Patientinnen mittels *Chemotherapie* ist bei fast allen Krebsarten Standard. Die Eifollikel werden durch das Zellgift der Chemotherapie aber ebenfalls zerstört. Je nach Dosis und Behandlungsdauer, je nach Medikament und Alter bleiben 30 bis 70 Prozent der behandelten Frauen unfruchtbar. Bei einer *Anti-*

körpertherapie bzw. *Behandlung mit Kortison* ist wie bei jeder medikamentösen Therapie abzuwägen, ob sich hormonelle Änderungen ergeben und inwiefern sie sich langfristig auf den jungen Organismus auswirken. Frauen, deren Tumor durch Hormone wächst, werden mit der sogenannten *Anti-Hormontherapie* behandelt. Für junge Frauen kommen hier Anti-Östrogene oder sogenannte GnRH-Agonisten in Frage. Innerhalb von 14 Tagen kann so der Hormonspiegel auf das Niveau der Wechseljahre sinken, die Frauen erleben sozusagen »Wechseljahre auf Zeit«. Nach Abschluss der Therapie pendelt sich in der Regel der normale Hormonhaushalt wieder ein. Neben der krebszellvernichtenden Wirkung der Anti-Hormone haben sie einen für junge Patientinnen interessanten Nebeneffekt: Sie können unter Umständen die Eierstöcke vor den irreversiblen Schäden durch die Chemotherapie schützen, sodass Chancen bestehen, später noch Kinder bekommen zu können.

Kinderwunsch bei vorzeitigen Wechseljahren

Im Gespräch mit Prof. Dr. Dr. h.c. Hans-Rudolf Tinneberg, Direktor der Frauenklinik am Universitätsklinikum Gießen

Sigrid Sator: Ein nicht erfüllter Kinderwunsch ist sicherlich eine der größten Belastungen für eine Partnerschaft. Wenn sich dann noch dazu herausstellt, dass der Grund vorzeitige Wechseljahre der Frau sind, ist der Schock doppelt. Zum einen die Enttäuschung, wohl kaum mehr ein eigenes Kind zu bekommen, zum anderen muss man mit 30 oder 35 mit etwas fertig werden, das üblicherweise 20 Jahre später eintritt. Wie groß sind die Chancen auf ein eigenes Kind?
Prof. Tinneberg: Zur Beantwortung dieser Frage ist es wichtig, den Grenzwert für das FSH, also das follikelstimulierende Hormon, zu definieren, ab dem bereits von einem Klimakterium präcox gesprochen wird. Einige Autoren legen den Schwellenwert bereits bei 10 mU/ml, andere bei 15 bzw. 18 mU/ml fest. Zum Verständnis: Je höher der FSH-Wert, desto größer die Wahrscheinlichkeit, dass es mit einem eigenen Kind nicht mehr klappen wird. Es besteht eben eine direkte Wechselbeziehung zwischen diesem Wert mit der Widerstandsfähigkeit des Eierstockes gegenüber einer

Stimulation der Eizellbläschen und damit der Möglichkeit eines Eisprungs. Nach meiner Erfahrung ist bei einem FSH-Wert zwischen 10 und 15 mU/ml noch eine Chance gegeben, ein Kind zu bekommen, allerdings liegt die Wahrscheinlichkeit unter 5 %. Das gilt immer unter der Voraussetzung, dass der Samenbefund des Partners unauffällig ist.

Sigrid Sator: Wie groß ist die Chance, dass sich die Funktionsfähigkeit der Eierstöcke wieder erholt?

Prof. Tinneberg: Die Chance auf eine Erholung der Eierstockfunktion ist immer gegeben. Selbst bei bekannten Ursachen wie z. B. einer chirurgischen, chemotherapeutischen oder radiologischen Behandlung ist nach einer längeren Inaktivitätsphase der Eierstöcke eine eingeschränkte Wiederaufnahme der Aktivität zu beobachten. Eine Hormonersatztherapie über einen begrenzten Zeitraum kann die Rezeptivität, also die Aufnahmefähigkeit der Eierstöcke für das FSH erhöhen.

Sigrid Sator: In welchen Fällen ist eine Kinderwunschbehandlung sinnvoll?

Prof. Tinneberg: Leider weiß man diese Frage erst im Nachhinein zu beantworten! Aus meiner Sicht sollte man Frauen mit einem FSH-Wert zwischen 10 und 15 mU/ml bei dringendem Kinderwunsch die Therapie nicht vorenthalten.

Sigrid Sator: Ist eine Stimulation der Eierstöcke mit hohen Hormondosen sinnvoll?

Prof. Tinneberg: Manchmal hilft diese Vorgehensweise. Von der Logik her muss man verstehen, dass der Eierstock ja ohnehin schon einer recht hohen FSH-Dosis (endogen) ausgesetzt ist und daher bei einer weiteren Erhöhung durchaus noch eine Reaktion provoziert werden kann. Genauso gut kann aber auch eine Reaktion ausbleiben.

Sigrid Sator: Was muss bei einer derartigen Kinderwunschbehandlung noch beachtet werden? Wie oft kann sie eigentlich durchgeführt werden?

Prof. Tinneberg: Eine Therapie sollte beendet werden, wenn der Eierstock keine Reaktion gezeigt hat. Dann stünden der therapeutische Aufwand und die damit verbundene mögliche Gesundheitsgefährdung in keinem sinnvollen Verhältnis mehr.

Sigrid Sator: Kann man bei POF eine andere Reproduktionsmöglichkeit ins Auge fassen?

Prof. Tinneberg: Bei einer fehlenden Reaktion des Ovars besteht keine andere Möglichkeit.

Sigrid Sator: Bleibt schließlich nur noch der Weg einer Eizellenspende?

Prof. Tinneberg: Sollte der körpereigene Eierstock nicht mehr zur Bildung von Eizellen in der Lage sein, bliebe nur noch die Möglichkeit, sich der Eizelle einer anderen Frau zu bedienen, die dann mit dem Samen des eigenen Partners befruchtet werden könnte. Die Eizellspende ist derzeit in Deutschland, Österreich und anderen europäischen Ländern verboten, in vielen Ländern wie etwa Tschechien, Südafrika und Spanien aber erlaubt.

Sigrid Sator: Aus Ihrer Erfahrung: Wie vermittelt man einer Frau die Nachricht, dass sie sich vom Gedanken an ein eigenes Kind verabschieden muss? Sollte da Ihrer Meinung nach ein Psychologe beigezogen werden?

Prof. Tinneberg: Das Hinzuziehen eines Psychologen oder einer Psychologin – allerdings für beide Partner – ist in jedem Fall zu empfehlen. Allerdings habe ich oft feststellen müssen, dass die Paare dies ablehnen, weil sie meinen, sie würden auch alleine damit fertig werden. Hinzu kommt, dass sie Angst vor einem Besuch bei einem Psychologen haben, da sie damit das Stigma einer psychischen Erkrankung verbinden. Leider fehlen auch Psychologinnen und Psychologen, die sich gerade mit dieser Fragestellung, also mit dem unerfüllten Kinderwunsch, intensiv befasst haben.

Sigrid Sator: Stichwort Kinderwunsch nach Krebsbehandlung. Wie kann die Fruchtbarkeit geschützt werden? Wie groß ist die Chance, dass dies auch gelingt?

Prof. Tinneberg: Ein effektiver Ovarschutz, also der Schutz der Eierstöcke, ist nicht möglich. Hoffnungen, dass die gleichzeitige Gabe von GnRH-Analoga das Ovar schützen würden, haben sich leider nicht bestätigen lassen. Unter GnRH-Analoga versteht man Medikamente, mit deren Hilfe die Bildung von LH (luteinisierendes Hormon) und FSH unterdrückt wird. Insbesondere ist auch die Frage ungeklärt, ob dadurch der Stoffwechsel des Tumors in für die Behandlung nachteiliger Weise beeinflusst wird. Somit ist bei Frau und Mann gleichermaßen nur die Möglichkeit der Gefrieraufbewahrung (Kryokonservierung) von Ovargewebe bzw. von Hodengewebe oder Spermien der derzeit gangbare Weg.

Sigrid Sator: Besteht bei diesen Krebspatientinnen dann noch die Möglichkeit einer IVF (In-vitro-Fertilisation) oder ICSI (Intrazytoplasmatische Spermieninjektion)?

Prof. Tinneberg: Sollte bei Frauen Ovargewebe nach Ablauf der Behandlung wieder replantiert worden sein oder in vitro, also im Reagenzglas vorliegen, kann eine IVF/ICSI oder eine IVM = In vitro maturatio erfolgen. Bei der IVM erfolgt nur eine dreitägige hormonelle Stimulation mit FSH. Die unreifen Eizellen werden dann punktiert und in vitro weiter nachgereift. Dies geschieht durch eine zusätzliche Gabe von Hormonen zu dem Kulturmedium, in dem sich die Eizellen befinden. Erst nach zwei Tagen erfolgt dann eine ICSI zur Befruchtung der Eizellen.

Sigrid Sator: Gibt es grundsätzlich für Frauen mit eingeschränkter Ovarialfunktion Forschungen, die in nächster Zukunft neue Therapien und Medikamente erhoffen lassen? Wird diesbezüglich überhaupt intensiv geforscht?

Prof. Tinneberg: Insbesondere beim Klimakterium präcox erfolgt eine Ursachenforschung. Besonderes Augenmerk wird dabei auf die Zuordnung zu genetischen Störungen gelegt.

Sigrid Sator: Sie sind Präsident der Deutschen Gesellschaft für Reproduktionsmedizin, die im Herbst 2006 eine eigene Ethikkommission ins Leben gerufen hat, um zu einem verantwortungsvollen Umgang mit den neuen technischen Möglichkeiten beizutragen. In Zusammenhang damit fordern Sie seit längerem eine Erneuerung des Embryonenschutzgesetzes und damit die Möglichkeit der Eizellspende in Deutschland. Was sind die wichtigsten Argumente dafür?

Prof. Tinneberg: Das Deutsche Embryonenschutzgesetz (ESchG) ist – wie der Name schon sagt – durch hohe ethisch-moralische Werte gekennzeichnet. Bedauerlicherweise ist es so rigide formuliert, dass es keine Möglichkeiten für eine eindeutig notwendige medizinische Anwendung von mittlerweile im Ausland etablierten Behandlungsverfahren bietet. Ich könnte mir durchaus vorstellen, dass unter Belassung des ESchG Ausnahmeregelungen durch Anrufung einer Expertenkommission möglich werden. Für die Neuformulierung des ESchG würde ich gerne die Unterstützung weiterer Experten aus unterschiedlichen Fachbereichen, wie auch in unserer Ethikkommission, zu Rate ziehen.

Sigrid Sator: Kritiker der Eizellspende pochen immer wieder auf die »gespaltene oder zweigeteilte« Mutterschaft, also dass das Kind dann sowohl eine genetische als auch soziale Mutter hat, was für das Kind nur schwer zu bewältigen sei. Ihre Meinung dazu?

Prof. Tinneberg: Nachdem die Samenspende seit vielen Jahrzehnten etabliert ist, sehe ich dieses Argument als ein Scheinargument an – alleine durch den sehr innigen Kontakt zwischen Mutter und Kind während der ganzen Zeit der Schwangerschaft.

Sigrid Sator: Ein weiterer Kritikpunkt bezieht sich auf das gesundheitliche Risiko für die Spenderin, deren Körper ja mit hohen Hormongaben zur Heranreifung mehrerer Eizellen gebracht wird.

Prof. Tinneberg: Bei sorgfältigem Umgang mit den zur Verfügung stehenden Medikamenten bewegen sich die Risiken in einem sehr niedrigen Rahmen. So gesehen sollten sie nicht überbewertet werden.

Sigrid Sator: Wie sehen Sie die nähere Zukunft der Reproduktionsmedizin?

Prof. Tinneberg: Reproduktionsmedizin befasst sich mit der Entstehung des Lebens. Je mehr wir darüber wissen, umso mehr werden wir auch in die Lage versetzt, die Entstehung von Krankheiten zu erfassen.

Psychische Aspekte der Kinderlosigkeit

Unfruchtbarkeit ist vielleicht eine der belastendsten und schmerzhaftesten Erfahrungen in einer Beziehung. Sie hat oft sogar schwere somatopsychische Folgen (somatopsychische Erkrankung = eine körperliche Grunderkrankung mit seelischen Folgen) und löst meistens auch sexuelle Lustlosigkeit oder depressive Verstimmungen aus. Wenn dann noch dazu als Ursache vorzeitige bzw. frühe Wechseljahre diagnostiziert werden, ist das für viele Frauen oft kaum zu bewältigen. Traurigkeit, Wut und Schuldgefühle sind häufige Reaktionen. Das Neue und so schwer zu Bewältigende an dieser Situation ist oft die Tatsache, dass diesmal ein Hindernis nicht ausschließlich durch gezielte Problemlösungsstrategien zu beseitigen ist, sondern dass viele andere, nicht aktiv beeinflussbare Faktoren die entscheidende Rolle spielen – »Ohnmacht« und das Gefühl des Ausgeliefert-Seins sind hier dominant.

»Ich war wochenlang total deprimiert und verwirrt. Was war der Grund? War ich sogar selbst daran schuld, dass ich nie ein Baby bekommen könnte? Lag es am Rauchen, an den vielen Hungerkuren, an meiner Schilddrüsenunterfunktion? Ich war verzweifelt. Ich wollte ein eigenes Baby! Als mein Mann einmal vorsichtig eine Adoption vorschlug, wäre ich am liebsten weggerannt. Es dauerte lang, bis ich mich mit dem Gedanken an eine Adoption anfreunden, bis ich überhaupt meine Unfruchtbarkeit annehmen konnte. Das war ein langer, steiniger Weg. Zum Glück hat unsere Beziehung diesem immensen Druck standgehalten. In der Selbsthilfegruppe hörte ich fast nur von Beziehungen, die in die Brüche gingen. Nun bin ich soweit, die ersten Schritte in Richtung Adoption tun zu können. Das ist endlich wieder eine Zukunftsperspektive, etwas Positives und Konkretes.« (Nathalie, 35 Jahre)

Unzählige Methoden gibt es heute in der Reproduktionsmedizin, doch für junge Frauen in den Wechseljahren kommen nur wenige von ihnen und nur in Ausnahmefällen in Frage. Die moderne Technik der Reproduktionsmedizin ist zwar einerseits für viele Paare ein Segen, andererseits aber auch eine große Belastung. Eine künstliche Befruchtung, die fehlschlägt, ist ein Sturz in den Abgrund für die Frau, deren Hoffnung auf ein eigenes Kind wieder einmal zerstört wird. Oft verselbstständigt sich auch der – natürlich berechtigte – Wunsch nach einem Kind und verwandelt sich geradezu in Besessenheit. Das ganze Leben dreht sich dann nur noch um dieses eine Thema – um die nächste Behandlung, um das nächste neue Medikament etc. Hobbys, Freunde, Bekannte, andere Lebensinhalte geraten mehr und mehr in den Hintergrund – alles im Leben wird von der Hoffnung, doch schwanger zu werden, überschattet. Die Berichte in den diversen Kinderwunsch-Foren im Internet, wo sich Betroffene austauschen und gegenseitig beraten, sprechen eine deutliche Sprache.

Wie man diese Achterbahnfahrt der Gefühle bewältigt, hängt sehr stark von der Persönlichkeit und der spezifischen individuellen Situation ab. Paare, die ein paar vergebliche Versuche einer künstlichen Befruchtung hinter sich haben, brauchen andere Hilfestellungen als Paare, die aufgrund früher Wechseljahre wahrscheinlich kein eigenes Kind bekommen können. Grundsätzlich gilt es, sich auf seine innere Stärke zu besinnen und vor allem auch auf die Stärke der Beziehung, um diese schwere Zeit durchzustehen. Seien Sie sich darüber im Klaren, dass Ihr Partner wahrscheinlich andere Bewältigungsstrategien hat und braucht; jeder Mensch verarbeitet seelisches Leid anders. Respektieren Sie das, und machen Sie Ihrem Partner umgekehrt auch klar, dass er Ihnen Ihren Weg lässt und diesen wertfrei akzeptiert.

Dr. Hans Morschitzky, Psychologischer Psychotherapeut im Bereich der Psychosomatik, meint in diesem Zusammenhang: »Als Mann, gar nicht nur als Therapeut, frage ich mich öfter: Brauchen Frauen wirklich immer das Gefühl, jederzeit schwanger werden zu können, als Bestätigung ihrer Weiblichkeit – so ähnlich wie Männer oft in ihrer beruflichen, finanziellen und sexuellen Potenz ihre Männlichkeit bestätigt sehen? Viele Frauen in den vorzeitigen Wechseljahren sollten sich eingestehen, welche bislang unerfüllten Hoffnungen sie mit der Möglichkeit zu einem Kind verbinden, obwohl sie in Wahrheit überhaupt kein Kind mehr bekommen möchten. Es geht bei vorzeitigen Wechseljahren nicht immer nur um das Abschiednehmen vom Kinderwunsch, sondern vor allem auch um das Loslassen-Können von anderen Sehnsüchten, die damit verbunden sein können – oder um den Mut zum Ausbau neuer Lebensmöglichkeiten, die vor lauter Kreisen um den Verlust der Empfängnisfähigkeit gar nicht gesehen werden. Zwei Beispiele: Wenn die Partnerbeziehung nicht gut läuft, schwindet durch das vorzeitige Klimakterium die Hoffnung, die Beziehung zu einem anderen Mann durch ein Kind zu vertiefen. Oder wenn der berufliche Frust immer größer wird, würde ein Kind einen unauffälligen Ausstieg aus einem unbefriedigenden Berufsalltag ermöglichen. Durch die frühzeitigen Wechseljahre ist die Flucht aus der Arbeitswelt jedoch verunmöglicht.«[16]

Trauerarbeit leisten – Abschied von der nie gelebten Mutterrolle

Jeder Abschied erfordert Trauerarbeit. Jede Mutter, die sieht, dass ihre Kinder aus dem Haus gehen, ihr eigenes Leben leben, sich endgültig abnabeln, muss Trauerarbeit leisten. Man muss sich eingestehen, dass diese Phase des Lebens endgültig und unwiderruflich vorbei ist – und das tut oft weh. Viele Frauen fühlen sich nun leer, überflüssig, wissen nicht, was sie nun alleine mit sich anfangen könnten.

Auch Frauen, die nie Mutter waren, haben ein Stück Trauerarbeit zu leisten. Es heißt, abzuschließen mit einem Lebensentwurf, mit einer Möglichkeit, die nicht genutzt wurde, nicht genutzt werden konnte. Das erfüllt mit Trauer, die Sie zulassen müssen!

• Stellen Sie sich als junge Frau in den Wechseljahren die Frage, was nun für den langen »Rest« Ihres Lebens wichtig ist!

- Klären Sie für sich alleine und gemeinsam mit Ihrem Partner, wie ein erfülltes, reiches Leben auch ohne Kind aussehen könnte.
- Wie könnten Sie Ihre Fruchtbarkeit »anders« leben? Indem Sie etwa Patenschaften für Kinder in der Dritten Welt übernehmen, in einem Kinderheim arbeiten, die Kinder von Nachbarn, Freunden etc. beaufsichtigen? Oder indem Sie künstlerisch, wissenschaftlich u. Ä. »fruchtbar« werden – schreiben, malen, musizieren ...? Es gibt viele Möglichkeiten.
- Ziehen Sie einen bewussten Schlussstrich, wenn Sie endgültig wissen, dass Sie kein eigenes Kind bekommen können. Gestalten Sie eine Art »Abschiedsritual« von Ihrem Kinderwunsch bzw. von Ihrer Mutterrolle, indem Sie mit dieser Lebensphase ganz bewusst abschließen und nun den Fokus darauf richten, was sein wird.
- Machen Sie sich klar, dass Ihr Partner vermutlich andere Bewältigungsstrategien hat als Sie. Männer definieren sich – grob gesprochen – stärker über ihren Beruf, Frauen dagegen stärker über Kinder. »Vater wird man, Mutter ist man«. Sie beide werden sich vermutlich auch selten in der gleichen Phase der Trauerverarbeitung befinden, sodass hier völlig verschiedene Bedürfnisse entstehen. Nehmen Sie diese Unterschiedlichkeiten wahr und an! Respektieren Sie den »anderen« Weg Ihres Partners.
- Machen Sie sich klar, dass die Mutterrolle keineswegs nur positive Seiten hat: die schwere Zeit nach der Geburt, die Gefahr der Isolierung von »Nur-Müttern«, die Umstellung und Neuverteilung der Rollen innerhalb der Partnerschaft, das leider nach wie vor herrschende Ungleichgewicht zwischen Mann und Frau in puncto Kindererziehung, Haushalt etc., der möglicherweise schwere Wiedereinstieg in den Beruf u. Ä.

»Die Diagnose ›vorzeitige Wechseljahre‹ erwischte mich natürlich aus heiterem Himmel, ich kam aber recht gut damit zurande. Zu Beginn zumindest! Als ich dann meine Schlafstörungen, Hitzewallungen etc. mit Hormonen ganz gut im Griff hatte und eigentlich alles wieder seinen alten Lauf nehmen sollte, bekam ich plötzlich heftige Depressionen. Es dauert eine Zeitlang, bis ich mir selbst eingestand, warum: Irgendetwas tief in mir drinnen musste noch eine intensive Trauerarbeit leisten – irgendein Teil von mir, der eigentlich doch ganz gerne Kinder gehabt hätte. Und ich dachte, dieses Kapitel sei für mich abgehakt! Ich wollte doch nie ein Baby ... Meine Beziehung ging damals gerade in Brüche – nicht explizit wegen der Wechseljahre, die waren höchstens der endgültige Auslöser für die Trennung, die innerlich schon längst vollzogen war. Dass ich nun aber auch wieder Single war, verschärfte meine labile Situation und ich holte mir professionelle Hilfe. Jetzt bin ich wieder im Lot, meinen Kinderwunsch habe ich in der Therapie richtig aufgearbeitet und aufgelöst. Also, Leben, ich bin wieder da!« (Kordula, 37 Jahre)

Freunde und Familie – oder professionelle Beratung?

Es kann hilfreich sein, vertraute Ansprechpartner zu gewinnen, die einem nahe stehen. Es kann – aber es muss nicht sein! Oft gibt es in Familien unterschwellige Konflikte, Spannungen u. Ä., die echte Nähe, Vertrautheit und Hilfe unmöglich machen. Oft fehlt es der Familie und den Freunden auch ganz simpel an nötigem Wissen und richtigem »Gespür«, damit Ihnen die Tipps auch wirklich etwas bringen. Auf Ratschläge wie »Entspann dich einfach, dann wird das schon wieder«, »Denk an etwas anderes« oder nervtötende Geschichten über die Erfahrungen anderer können Sie wahrscheinlich gut und gerne verzichten. Grundsätzlich aber sollte Ihr Partner nicht die einzige Stütze sein – er hat ja ebenfalls einen schmerzhaften Prozess zu durchlaufen, der viel Energie kostet. Lassen Sie das Thema Kinderwunsch nicht alle Lebensbereiche durchdringen, reden Sie mit Ihrem Partner auch über positive Gefühle, seien Sie humorvoll und nehmen Sie sich Zeit für einander, die Sie ganz bewusst gemeinsam gestalten und genießen.

Und: Zögern Sie bitte nicht, eventuell auch professionelle Hilfe in Anspruch zu nehmen! Ein unerfüllter Kinderwunsch kann so belastend sein, dass Sie Ihr seelisches Gleichgewicht verlieren und in ein tiefes Loch fallen. Eine professionelle psychologische oder psychosoziale Beratung kann Sie gut über diese schwere Zeit bringen und Ihnen Strategien, Tipps und Hilfestellungen an die Hand geben, um möglichst »narbenfrei« und gestärkt aus dieser Trauerphase hervorzugehen.

Sie kann Ihnen helfen, Ihre Ziele herauszuarbeiten und vernünftige Erwartungen und Grenzen zu formulieren. Diese Kompetenz können unerfahrene Freunde und Familienmitglieder meist nicht bieten! Ein weiterer Vorteil ist die objektive, zweckfreie und unvoreingenommene Perspektive, die ein professioneller psychologischer Berater bzw. eine Beraterin zwischen Ihnen und Ihrem Partner bieten kann. Ihre Beziehung kann dadurch gestärkt werden, sodass bestimmte Inhalte rechtzeitig und in einer neutralen Umgebung aufgearbeitet werden. Professionelle Hilfe in Anspruch zu nehmen, ist alles andere als ein Zeichen von Schwäche! Lassen Sie sich Derartiges erst gar nicht einreden – und außerdem: Bevor Sie sich verteidigen müssen, sagen Sie Ihrer Umgebung besser gar nichts davon. Noch einmal: Professionelle Hilfe ist kein Zeichen von Schwäche – im Gegenteil: Sie ist ein mutiger, wichtiger und richtiger Schritt zur emotionalen Genesung.

Schicksalsgefährten

Viele Paare empfinden es als große Erleichterung und Bereicherung, sich mit Schicksalsgefährten zu treffen, zu reden, etwas zu unternehmen. Derartige Kontakte können in einer organisierten Selbsthilfegruppe ebenso geknüpft werden wie im Wartezimmer des Arztes oder der Ärztin. Diese Treffen helfen oft ganz wunderbar, um aus einer emotionalen und/oder sozialen Isolierung herauszukommen. Seien Sie sich aber bewusst, dass die Erzählungen und Erfahrungen der anderen Paare höchst subjektiv sind. Es passiert auch immer wieder, dass manche Paare – auch unbewusst – ihre Frustrationen und Vorstellungen auf Sie übertragen. Auch im Fall von Konflikten und Unzufriedenheit über die Behandlung erfahren Sie immer nur eine Seite der Geschichte! Oft überwiegen ja leider negative Erfahrungen und Enttäuschungen – ob Ihnen das bei der Bewältigung Ihrer eigenen Problematik wirklich hilfreich ist, sollten Sie regelmäßig überprüfen. Allzu leicht gerät man in eine gemeinsame »Leidensspirale«.

Was wollen Sie anderen erzählen – und was nicht?

Wappnen Sie sich gegen neugierige, indiskrete Fragen nach Ihrer noch immer nicht eingetretenen Schwangerschaft u. Ä. und vor sogenannten gut gemeinten Ratschlägen aus Ihrer Umgebung. Diese Anregungen können Ihnen dabei helfen:

* Überlegen Sie sich, welche »Informationspolitik« Sie betreiben wollen, was Sie wem gegenüber preisgeben wollen und was nicht. Grundsätzlich: Sie sind niemandem Rechenschaft schuldig und müssen niemandem Ihre Situation erklären!
* Frauen reden meist freier über gynäkologische Fragen als Männer. Aber hüten Sie sich davor, mehr zu erzählen, als Sie eigentlich möchten!
* Vergegenwärtigen Sie sich immer, dass Sie sich nun in einer äußerst sensiblen Lebensphase befinden, die Sie auch dünnhäutiger macht als früher. Das kann dazu führen, dass Sie Äußerungen von anderen als Kränkung oder Beleidigung empfinden können, auch wenn sie wirklich nicht so gemeint waren. Gestehen Sie sich Ihre erhöhte Sensibilität zu und ein und denken Sie daran, dass auch dies »nur« eine – wenn auch schwierige – Phase in Ihrem Leben ist, die irgendwann einmal vorbei und überstanden sein wird.
* Manchen Frauen hilft es, sich im Vorfeld (schlag-)fertige Antwortmodule auf die häufigsten, immer wiederkehrenden Fragen oder nett gemeinten Tipps aus der Umgebung zu überlegen. Unter den Top Ten: »Macht doch mal Urlaub und entspannt euch – ihr habt zu viel Stress, da bekommt ihr nie ein Kind«, »Ihr habt zu lange nur an euch gedacht, das kommt von zu viel Planung im Leben«, »Ein Kinderwunsch sollte nicht so verbissen sein. Kinder kommen, wenn man nicht daran denkt!« Eine gute Strategie ist es, dem »Ratgeber« erst mal Recht zu geben und dann aber klar und deutlich die eigene Meinung zu vertreten.

Selbsthilfe

Unterschätzen Sie nicht den Einfluss, den Sie selbst auf Ihr emotionales Wohlbefinden haben! Je mehr Sie sich um sich selbst kümmern und Ihre inneren Stärken mobilisieren, desto besser werden Sie diese Trauerphase verarbeiten. Sich um sich selbst zu kümmern, bedeutet vor allem: etwas unternehmen, um sich gut zu fühlen und Stress abzubauen. Jeder Mensch geht mit Stress und Schmerz anders um. Schreiben Sie gerne Tagebuch? Oder treiben Sie liebend gerne Sport? Malen Sie lieber? Oder spielen Sie gerne Klavier? Was auch immer – vernachlässigen Sie nicht die Dinge, die Ihnen »vorher« das Leben versüßt haben! Ganz banal: Sie sollen wieder Dinge tun, durch die es Ihnen besser geht, nicht schlechter. Lassen Sie die Trauer zu, auch das wird Ihnen helfen – aber lassen Sie sie nicht die Oberhand über Ihr Leben gewinnen. Vergessen Sie nicht: Leben bedeutet auch, Spaß zu haben, Freude und Glück zu verspüren!

Anhang

Anmerkungen

1 Alle angeführten Aussagen von betroffenen Frauen wurden aus urheberrechtlichen Gründen und um des Personenschutzes willen anonymisiert und stark verändert. Anm. der Autorin.

2 Nach: Kuhl, Herbert: Klimakterium, Postmenopause und Hormonsubstitution. Bremen: Uni-Med. Verlag 2001, S. 37.

3 Die folgenden Beschreibungen beruhen auf dem Aufsatz »Psychosoziale Gesundheit. Klimakterium und psychosoziale Folgen« von Prof. Dr. med. Volker Faust, vgl. www.psychosoziale-gesundheit.net.

4 Kowalcek, Ingrid / Diedrich, Klaus / Painn, Kurt / Rotte, Dieter / Schmidt-Müller, Andrea: Kulturspezifische kognitive Konzepte über die Menopause – ein Vergleich prämenopausaler Frauen in Deutschland und Papua-Neuguinea. In: Journal für Menopause 2/2003, S. 15.

5 Hales, Dianne: Embrace »The Change«. In: Parade Magazine, 10. Oktober 2004, S. 4–6.

6 Ebd.

7 Ebd.

8 Time Magazin, Ausgabe 8. Mai 2005.

9 Ebd.

10 Ludwig, Michael / Jacobeit, Jens / Schöer, Andreas / Schulte, Heinrich M.: Prämature Ovarialinsuffizienz. In: Gynäkologische Endokrinologie 4, 2004, S. 227–239.

11 Dahlke, Rüdiger / Dahlke, Margit / Zahn, Volker: Frauen-Heil-Kunde: Bedeutung und Chancen weiblicher Krankheitsbilder. München: Bertelsmann 1999, S. 442–444.

12 Bleyer-Rex, Iris: Lebensphasen: Weibliche Zyklizität. In: Beckermann, Perl (Hg.): Frauen-Heilkunde und Geburts-Hilfe. Basel: Schwabe 2004, S. 174.

13 Die sogenannte WHI-Studie, in der groß angelegt die gesundheitlichen Risiken einer Hormonersatztherapie untersucht wurden. Die Ergebnisse werden derzeit sehr kontrovers diskutiert, mehr dazu ab S. 94.

14 Kast, Verena: Psychodynamik der Frau im mittleren Lebensalter. In: Faust, Volker (Hg.): Psychiatrie – Ein Lehrbuch für Klinik, Praxis und Beratung. Stuttgart/Jena/New York: Gustav Fischer 1996.

15 Theresia Maria de Jong: Die ungezähmte Frau. In: Psychologie Heute 9, 2003, S. 46.

16 Zitat aus einem Interview mit der Autorin.

Literatur

Bleyer-Rex, Iris: Lebensphasen (2004): Weibliche Zyklizität. In: Beckermann, Perl (Hg.): Frauen-Heilkunde und Geburts-Hilfe. Basel: Schwabe.

Bopp, Annette (2002): Eine unverwechselbare Zeit. Wie Frauen ihren Weg durch die Wechseljahre finden. Reinbek bei Hamburg: Rowohlt TB.

Bührer-Lucke, Gisa (2004): Wechseljahre ohne Hormone, Berlin: Orlanda.

Dahlke, Rüdiger/Dahlke, Margit/Zahn, Volker: Frauen-Heil-Kunde (1999): Be-Deutung und Chancen weiblicher Krankheitsbilder, München: Bertelsmann.

de Jong, Theresia Maria (2003): Die ungezähmte Frau. In: Psychologie Heute 9, 2003.

Hales, Dianne: Embrace »The Change«. In: Parade Magazine, 10. Oktober 2004.

Huber, Johannes / Gregor, Elisa (2005): Die Kraft der Hormone. Gesund, vital und attraktiv – ein Leben lang. München: Knaur.

Kast, Verena (1996): Psychodynamik der Frau im mittleren Lebensalter. In: Faust, Volker (Hg.): Psychiatrie – Ein Lehrbuch für Klinik, Praxis und Beratung. Stuttgart/Jena/New York: Gustav Fischer.

Kast, Verena (2003): Lebenskrisen werden Lebenschancen. Freiburg: Herder.

Love, Susan M. (1999): Das Hormonbuch. Was Frauen in den Wechseljahren wissen sollten. Frankfurt: S. Fischer.

Ludwig, Michael/Jacobeit, Jens/Schöer, Andreas/Schulte, Heinrich M. (2004): Prämature Ovarialinsuffizienz. In: Gynäkologische Endokrinologie 4, 2004.

Nissim, Rina (2005): Wechseljahre – Wechselzeit. Ein naturheilkundliches Handbuch. Berlin: Orlanda.

Northrup, Christiane (2005): Weisheit der Wechseljahre. München: Sandmann.

Onken, Julia (2003): Feuerzeichenfrau. Ein Bericht über die Wechseljahre. München: C. H. Beck.

Onken, Julia (2005): Altweibersommer. Ein Bericht über die Zeit nach den Wechseljahren. München: C. H. Beck.

Kowalcek, Ingrid/Diedrich, Klaus/Painn, Kurt/Rotte, Dieter / Schmidt-Müller, Andrea (2003): Kulturspezifische kognitive Konzepte über die Menopause – ein Vergleich prämenopausaler Frauen in Deutschland und Papua-Neuguinea. In: Journal für Menopause 2/2003, S. 15.

Lackinger Karger, Ingeborg (2003): Wechseljahre. Wohlbefinden, Balance, Ausstrahlung. München: Gräfe und Unzer.

Morschitzky, Hans (2006): Die Angst zu versagen und wie man sie besiegt, 2. Aufl. Düsseldorf: Walter.

Morschitzky, Hans/Sator, Sigrid (2005): Die zehn Gesichter der Angst. Ein Selbsthilfeprogramm in 7 Schritten, 4. Aufl. Düsseldorf: Walter.

Petras, Kathryn (1999): The Premature Menopause Book. When the »Change of Life« comes too early. New York: HarperCollins.

Expertinnen und Experten

Brigitte Hieronimus, zertifizierte Paarberaterin und Coach für Frauen in den Wechseljahren, Borken in Westfalen, Deutschland. www.brigitte-hieronimus.de

Prof. Dr. Annette Kämmerer, Diplom-Psychologin, Hochschullehrerin am Psychologischen Institut der Universität Heidelberg, Deutschland. www.psychologie.uni-heidelberg.de

Dr. Hans Morschitzky, Psychologischer Psychotherapeut im Bereich der Psychosomatik, Linz, Österreich. www.panikattacken.at

Prof. Dr. med. Olaf Ortmann, Direktor der Klinik für Frauenheilkunde und Geburtshilfe der Universität Regensburg am Caritas-Krankenhaus St. Josef, Regensburg, Deutschland. www.caritasstjosef.de, olaf.ortmann@klinik.uni-regensburg.de

Dr. med. Petra Stute, Fachärztin für Gynäkologie und Geburtshilfe; gynäkologische Endokrinologie mit Schwerpunkt Menopause an der Universitätsfrauenklinik Münster, Deutschland. http://frauenklinik.klinikum.uni-muenster.de

Prof. Dr. Dr. h.c. Hans-Rudolf Tinneberg, Direktor der Frauenklinik am Universitätsklinikum Giessen, Deutschland, www.uniklinikum-giessen.de/gyn; Präsident der Deutschen Gesellschaft für Reproduktionsmedizin www.repromedizin.de; Präsident der Europäischen Endometriose Liga www.endometriose.de

Empfehlenswerte Internet-Adressen

Informationen
www.charlotteskutta.de/yoga_wechseljahre.htm
www.frauengesundheitszentren.de
www.hormonhilfen.de
www.hormontherapie-wechseljahre.de/hormontherapie
www.menopause-gesellschaft.de
www.psychosoziale-gesundheit.net
www.schutz-der-weiblichkeit.de
www.americanmenopause.org
www.earlymenopause.com
www.endo-society.org
www.hormone.org
www.pofsupport.org

Foren
www.brigitte.de/foren
www.femica.at.md
www.gut-durch-die-wechseljahre.de

Kinderwunsch
www.bkid.de
www.repromedizin.de
www.wunschkinder.net

Wechseljahresberaterinnen
www.brigitte-hieronimus.de
www.careforwomen.de
www.gfg-bv.de

Zitatnachweise

S. 64   Zitat aus: Rüdiger Dahlke / Margit Dahlke / Volker Zahn, Frauen-Heil-Kunde. Be-Deutung und Chancen weiblicher Krankheits-bilder. © 1999 C. Bertelsmann Verlag, München in der Verlags-gruppe Random House GmbH.

S. 75   Iris Bleyer-Rex, Zitat aus: Lebensphasen: Weibliche Zyklizität. In: Beckermann, Perl (Hg.), Frauen-Heilkunde und Geburts-Hilfe. © Basel: Schwabe 2004.

S. 103/104 Verena Kast, Zitat aus: Die Psychodynamik der Frau im mittleren Lebensalter. In: Volker Faust (Hg.), Psychiatrie – Ein Lehrbuch für Klinik, Praxis und Beratung. © Gustav Fischer Verlag, Stuttgart–Jena–New York 1996.

S. 107   Theresia Maria de Jong, Zitat aus: Die ungezähmte Frau. In: Psychologie Heute, Heft 9/2003. © Autorin.